U0204430

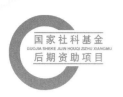

国家社科基金
后期资助项目

GUOJIA SHEKE JIJIN HOUQI ZIZHU XIANGMU

医疗保障、医生人力资本
与医疗服务水平

王 婵 著

中国财经出版传媒集团

经济科学出版社
Economic Science Press
北京

国家社科基金后期资助项目
出版说明

　　后期资助项目是国家社科基金设立的一类重要项目，旨在鼓励广大社科研究者潜心治学，支持基础研究多出优秀成果。它是经过严格评审，从接近完成的科研成果中遴选立项的。为扩大后期资助项目的影响，更好地推动学术发展，促进成果转化，全国哲学社会科学工作办公室按照"统一设计、统一标识、统一版式、形成系列"的总体要求，组织出版国家社科基金后期资助项目成果。

全国哲学社会科学工作办公室

目　　录

第 1 篇　基　础　篇

第 1 章　绪论 ……………………………………………… 3

1.1　研究背景与意义 ……………………………………… 4

1.2　研究内容与框架 ……………………………………… 10

1.3　研究目标与方法 ……………………………………… 12

1.4　创新之处 ……………………………………………… 14

第 2 章　理论基础与文献综述 …………………………… 15

2.1　理论梳理 ……………………………………………… 15

2.2　概念界定 ……………………………………………… 19

2.3　医疗保障与医疗服务水平相关的文献综述 …………… 22

2.4　医生人力资本与医疗服务水平相关的文献综述 ……… 30

2.5　分级诊疗政策评估研究 ……………………………… 32

2.6　公立医院改革研究 …………………………………… 34

2.7　我国医疗服务发展介绍 ……………………………… 37

2.8　国际经验 ……………………………………………… 44

2.9　本章小结 ……………………………………………… 48

第 2 篇　医疗保障与医疗服务水平

第 3 章　医疗保障与医疗服务

　　——基于大医院与小医院的研究 …………………… 53

3.1　引言 …………………………………………………… 53

3.2　基本模型构建 ………………………………………… 55

3.3 非对称医保对医疗服务水平的影响研究 ·················· 58

3.4 社会福利分析 ································· 64

3.5 本章小结 ·································· 67

第4章 医疗保障与医疗服务

——基于公立医院与民营医院的研究 ··············· 69

4.1 公立医院与民营医院的竞争关系 ················· 69

4.2 基本模型构建 ······························· 72

4.3 不同市场结构下的医疗服务水平比较分析 ············· 78

4.4 本章小结 ·································· 83

第5章 医疗保障的健康效应研究 ··················· 86

5.1 医疗保障对居民健康水平影响分析 ················· 86

5.2 新农合引发的健康效应：理论分析 ················ 87

5.3 新农合引发的健康效应实证研究 ················· 90

5.4 DID 模型设定 ····························· 93

5.5 估计结果与讨论 ···························· 95

5.6 本章小结 ································· 102

第3篇 医生人力资本与医疗服务

第6章 医生人力资本的配置经济效率测算 ············· 107

6.1 问题提出 ································· 107

6.2 概念界定和基本方法 ························· 109

6.3 劳动生产率、医生人力资本生产率及配置效率 ··········· 113

6.4 区分劳动力受教育程度和同质劳动力的配置 ············ 117

6.5 本章小结 ································· 123

第7章 医生人力资本的医疗服务错配效应 ············· 124

7.1 引言 ··································· 124

7.2 医生人力资本的服务错配效应的研究设计 ············· 126

7.3 医生人力资本的医疗服务错配效应实证研究 ············ 130

7.4 稳健性检验 ······························ 134

7.5 医生人力资本——就医可及性的互补效应的

异质性分析 ······························ 138

7.6 本章小结 ································· 142

第4篇 综合研究

第8章 医疗保障与公立医院改革 ················· 145

8.1 公立医院改革补偿机制的基本介绍 ········· 145

8.2 基于药品耗材费用降低的改革方案设计 ········· 147

8.3 改革前与改革后的比较 ············· 152

8.4 医保对公立医院改革补偿机制的影响 ········· 154

8.5 本章小结 ··················· 157

第9章 公立医院改革与医疗卫生财政支出 ········· 159

9.1 问题的提出 ·················· 159

9.2 公立医院背景与改革 ·············· 160

9.3 主要变量与数据说明 ·············· 161

9.4 基准回归分析 ················· 163

9.5 异质性分析研究 ················ 166

9.6 本章小结 ··················· 169

第10章 分级诊疗政策的分流效应 ··········· 171

10.1 问题的提出 ················· 171

10.2 分级诊疗政策试点情况介绍 ·········· 171

10.3 分级诊疗政策对患者分流影响的实证分析 ········· 174

10.4 本章小结 ·················· 185

第5篇 结 论 篇

第11章 研究结论与政策建议 ············· 189

11.1 研究结论 ·················· 189

11.2 政策建议 ·················· 191

11.3 研究不足与展望 ··············· 193

参考文献 ····················· 195

附录 ······················· 211

后记 ······················· 215

第 1 篇

基　础　篇

第1章 绪 论

党的十九大报告将"实施健康中国战略"作为国家发展基本方略中的重要内容，而医疗资源的合理与高效配置是实现健康中国的重要保障。人们对未来医疗保健的关心主要围绕三个问题：医疗质量、可获程度和负担能力。随着中国基本医疗保险的发展，近14亿人拥有基本医疗保险，基本医疗保险全覆盖已基本实现。在全覆盖的同时，医疗保障水平也在逐步提高，然而却带来了医疗成本与医疗支出爆炸式的增长，导致很多地方的医保基金部门的支出远超过收入。一方面，政策制定者在哀叹巨额且不断增长的医疗费用；另一方面，居民在抱怨看病贵、看病难。此外，由于我国医疗资源分配不均，优质的医疗资源更多集中在大城市，居民无论得了大病还是小病更愿意前往大城市的医院就诊。数据显示，全国范围内医院的诊疗人次数在2010年后快速增长，远胜于基层医疗机构的增长速度（见图1-1）。

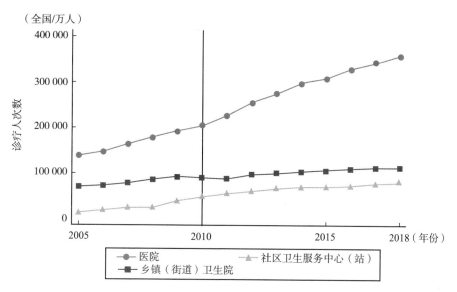

图1-1 2005~2018年全国各类医疗机构诊疗人次数变化趋势

资料来源：国家统计局。

患者用脚投票选择医院就医，忽视基层医疗机构的就医行为，导致高级别医院或医生诊治了本可由低级别医院或医生诊治的疾病（常见疾病或低难度疾病）。近年来，国家各地区大力推行分级诊疗制度，通过加强基层医疗机构的服务能力和调整医疗保障比例引导患者的流向，逐步规范患者的就医秩序，促进医疗资源的合理配置。然而，分级诊疗政策的推行是否真正使得患者从大医院流向小医院，我国公立医院改革是否成功，还需进一步检验和评估。

基于上述事实，本书将重点探讨研究以下问题：

（1）我国基本医疗保障对医疗服务的影响。

（2）揭示患者看病难、医疗服务水平跟不上的真正原因。

（3）如何更科学地评估分级诊疗政策、公立医院改革。

首先，以医疗保险为切入点，重点研究我国基本医疗保险对医疗服务市场竞争及居民健康的影响，有助于正确认识和评估我国基本医疗保障政策，帮助政策制定者建立一个可持续发展的医疗保障体系；其次，进一步揭示患者看病难、医疗服务水平跟不上的真正原因，有助于为我国医改提供新的方向、新的动能；最后，科学评估分级诊疗政策、公立医院改革，有助于及时调整分级诊疗政策的内涵，规范患者的就医秩序，实现医疗资源的高效配置，加快推进健康中国战略的进程。

1.1 研究背景与意义

1.1.1 研究背景

医疗服务的发展对经济增长的促进作用不可忽视。来自世界银行的数据表明，在过去 50 年里，人群健康对世界经济增长贡献比例为 8% ~ 10%。同时，哈佛大学国际发展研究中心的研究结果也显示，30% ~ 40% 的亚洲经济奇迹归功于居民的健康。健康是医疗服务中的重要主题，然而医疗服务市场的发展中存在着层出不穷且复杂棘手的问题。因此，医疗服务与健康主题亟须成为研究领域的关注重点。世界卫生组织于 2000 年对 191 个国家的卫生系统进行排名，采用的方法是使用统一的指标对各国的医疗卫生绩效进行评估比较，其报告指出，在医疗绩效评估排名中，中国排名 175 位，中国的卫生总费用中政府卫生支出小于 20%，而个人支出部分接近 60%。此外，社会医疗保险覆盖的正式员工范围仅有 15%。在

2003年卫生改革前，中国的医疗卫生面临的问题和挑战颇多，具体问题体现在医疗保障不足、医疗费用增加、高额的自付费用、有限医疗资源的低效利用、卫生服务的提供和购买不协调、医务人员报酬等问题无法解决，难以调动医务人员的积极性。然而，从2009年新医改《关于深化医药卫生体制改革的意见》文件颁布实施以来，我国医疗卫生事业面貌发生了翻天覆地的变化，并且取得了非常可喜的成就，主要表现是：（1）我国基本医疗保险已基本实现全覆盖。基本医疗保险分别指的是城镇职工医疗保险、城镇居民医疗保险与、新型农村合作医疗保险，截至2014年底，覆盖总人数已超13亿人，其中三项基本医疗保险覆盖人数分别是2.83亿人、3.14亿人、7.36亿人。① 同时，2017年全国将全面实施城乡居民医疗保险结合，为降低管理成本、提高医保基金的管理效率起着关键的作用。（2）医疗卫生事业支出大幅增加。2016年全国财政医疗卫生支出1.32万亿元，远远超过改革前的财政医疗卫生支出，其中医疗卫生支出占财政支出的比重提高到7.0%。（3）基本公共卫生服务均等化快速发展。10类国家基本公共卫生服务项目、7项重大公共卫生服务行动在全国范围内开展，人均经费标准，公共卫生服务受惠面积明显扩大。② （4）已基本建立了国家基本药物制度。药品领域改革逐步深化，有效保证了药品供应，逐步降低了药品价格，居民用药负担有所减轻。（5）公立医院改革取得了一定的突破。鼓励引入社会资本办医与公立医院形成竞争关系，在一定程度上打破了公立医院垄断的局面。完善社会办医，逐步形成多元办医格局。同时推进城市医院改革建立公立医院补偿机制，较为成功的案例有三明医改模式。

新医改工作开展以来，虽然成绩显著，但同时也暴露出很多问题。百姓"看病难、看病贵"的问题仍然没有得到根本解决。解释医疗卫生服务体系存在的问题有多种方法，分析"看病难、看病贵"的成因也纷繁复杂，其中包含大量现象而非本质的属性。同一时代，错综复杂因素均指向医疗资源配置，这并不是偶然的，必定是由于"深低部位"的医疗资源错配、失衡和匮乏所致，而且缺少激励机制，这就是"看病难、看病贵"的根本原因和医改的动因。具体的问题体现在以下几方面：一是即使扣除物价上涨因素，卫生总费用和个人支出的增长比例都是惊人的，蚕食医保成

---

① 中国卫生和计划生育统计年鉴（2015）。

② 求是．李克强：不断深化医改推动建立符合国情惠及全民的医药卫生体制．http：// cpc. people. com. cn/GB/64093/64094/16266978. html. 2011 - 11 - 16.

果。中国个人医疗现金卫生支出占总卫生支出的比重在 2014 年下降到 32%，而在 2010 年比重是 60%，中国人均卫生支出在 2014 年上升至 2 582 元（按当年价格计），而在 2001 年仅 394 元，13 年间增长了接近 6 倍[①]；二是药品集中招标采购机制不健全，但医院与医药之间的利益链并未断裂，高的流通成本并未真正降下来，即便取消药品加成，医院为获取政府的药品补偿会加大开药量，耗材、药品费用虚高现象依然存在；三是医疗需求与医疗资源相矛盾，出现大型公立医院门庭若市，基层医院门可罗雀的现象，导致医疗资源利用不充分；四是医患关系日趋紧张，医疗纠纷日益增加；五是公立医院改革尚未完全破题，过度医疗现象普遍存在。李玲（2012）认为，这些问题的根本原因在于医疗改革中医疗主体与利益相关者之间的博弈，使得医疗改革的过程背离了设计的初衷。比如中央与地方关系之间的博弈，医保局与医院之间的博弈，公立医院内部复杂的利益关系博弈，等等。医改可看作一个复杂的工程，里面涉及的问题多且复杂，若没有得到各利益相关者的积极参与，医改就无法成功。正因为医改涉及范围广，存在问题复杂棘手，研究工作无法面面俱到，本书将以我国医疗领域中的基本医疗保险为切入点，深入研究基本医疗保险对我国医疗质量、行业竞争的影响及对居民产生的健康效应的评估，从而为我国新医改工作提供有效的政策参考依据。

从 1985 年开始，政府逐渐减少对医疗服务机构的投资或补贴，并放宽对医疗服务价格、技术设备、资金等方面的管控。为了生存和发展，医院开始重视经济收入，规模扩张现象开始出现。随着医院规模化的扩张，越来越多的居民出现"因疾返穷"的现象。政府为了让人们的医疗服务有保障，2003 年以来，开始实施医疗卫生体制改革，构建多层次的医疗保障体系。我国医疗保障体系发展到今天，经历了一系列的改革和发展，但是仍然伴随着一些问题值得我们去探讨和研究。随着经济水平的发展，居民收入的提高及健康意识的增强，国民越来越重视自身的健康状况，同时随着我国医疗保障水平的提高，导致健康需求出现了前所未有的大幅增长。而供需矛盾日益加剧，产生了一系列的问题，比如严重的医患关系；医生的医疗服务价格与药品耗材费用的扭曲；大医院人满为患，小医院门庭冷落；看病贵、看病难的现象仍然没有得到实质解决。医疗保险制度改革是全球性的现象，是世界各国政府共同面对的难题。目前，世界各国的医疗保险制度模式主要有四种：以英国为代表的"免费医疗"模式，以德国为

---

① 中国卫生和计划生育统计年鉴（2015）。

代表的"社会保险模式"，新加坡为代表的"强制储蓄模式"，以及以美国为代表的"商业保险模式"。总之，各种医疗保险制度在筹资、提供医疗服务和运营管理等方面都暴露了不同程度和有待完善的问题，因此没有绝对成功的和理想的目标模式。

政府医疗保险补贴的目的是让穷人能看得起病，从而提高居民的健康保障水平。过去十年，因病返贫的现象严重，由于经济原因，国民享受的医疗资源非常有限。中国政府自 2006 年以来推进了空前规模的医疗体制改革，并于 2009 年 4 月颁布了《关于深化医药卫生体制改革的意见》。医改方案特别强调了在 2009~2011 年要着力抓好五项重点改革，其中，首项就是加快推进基本医疗保障制度的建设。在全面覆盖医疗保险的同时，医疗报销比例也在不断提高。国家在医疗保障水平方面已经做出了很多突出工作，使得"看病贵、看病难"现象在某种程度上得到了弱化。医疗保险在增加医疗服务的覆盖性和可及性的同时，也带来了一系列问题。医疗保险是把双刃剑，一方面刺激了医疗需求，但另一方面又带来了很多让我们质疑的问题。医疗保险是否真正使得人们受益，值得我们去探究。本书将全面分析基本医疗保险对我国医疗服务行业的影响，分别涉及对医疗服务行业竞争的影响，对居民健康的影响，对公立医院改革补偿机制的影响。

本书围绕医疗保障将要回答的几个问题是：

（1）如何制定合理的医疗保障水平？

（2）基本医疗保险的实施对我国医疗服务行业竞争的影响如何？

（3）如何有效、科学地评估基本医疗保险产生的健康效应？

（4）基本医疗保险如何影响公立医院的改革补偿机制？

同时，患者用脚投票选择医院就医，不管大病小病向上集中，忽视基层医疗机构的就医行为在我国非常严重。首先，随着人们生活水平不断提高、医疗需求不断增加，大医院对患者的虹吸效应越来越严重，导致大医院或高级别的医生诊疗了其不该诊断的疾病（常见疾病或低难度疾病）。我们将该现象界定为医疗服务错配现象。随着高铁等基础建设的快速发展、医疗保障制度的完善、人们收入的提高，更是加剧了医疗资源的错配现象。医疗资源错配带来的最直接后果是加剧患者的疾病经济负担，降低大医院优质医疗资源的利用效率。其次，由于优质医疗资源有限，低难度疾病患者挤占了更多的优质医疗资源，则高度疑难重症患者能享受的优质医疗资源非常有限，从而加重医患关系矛盾。因此，及时发现和纠正医疗资源错配，对提升健康中国与可持续发展尤为重要。

因此，本书将围绕医疗服务错配回答以下几个问题：

（1）医疗服务错配程度有多大？

（2）医疗资源错配的形成机制是什么？

（3）分级诊疗制度对医疗资源错配的纠正效应有多大？

（4）医疗保障如何配合分级诊疗优化医疗资源配置，进而推进我国医疗资源高质量发展，让患者真正获益。

2021年6月，国务院办公厅发布的《关于推动公立医院高质量发展的意见》指出：要力争通过5年努力，公立医院发展方式从规模扩张转向提质增效，运行模式从粗放管理转向精细化管理，资源配置从注重物质要素转向更加注重人才技术要素，为更好提供优质高效医疗卫生服务、防范化解重大疫情和突发公共卫生风险、建设健康中国提供有力支撑。

在此背景下，本书将以公立医院改革试点政策为切入点，聚焦探讨公立医院改革治理效应。特别地，本书在系统而严格的实证研究的基础上，尝试探讨如下核心但却尚未得到很好回答的问题："公立医院改革"试点政策是否有助于改善提高我国医疗卫生财政支出效率？

1.1.2　研究意义

本书主要从三个角度研究我国医疗服务。一是研究医疗保障与医疗服务，二是研究医生人力资本与医疗服务，三是评估公立医院改革与分级诊疗的政策效应。

首先，本书致力于从健康经济学和博弈论的视角全面研究基本医疗保险对我国医疗服务发展的影响，研究和评价我国医疗保险发展和改革的一系列问题。该研究不仅丰富相关领域的理论基础，且有助于正确认识医疗保险政策带来的利与弊，有助于更科学地制定合理的医疗保障水平，以及更科学、有效地评估医疗保障的绩效，同时也将有助于我国医疗卫生体制改革过程中各级政府和部门正确认识居民的健康需求和医院之间的竞争行为，科学合理地调整和制定政策，进一步发展和完善我国医疗保障体系。

其次，利用实证数据揭示我国医疗服务错配的形成机制，以便更清楚地认识到我国看病难的真正原因。该研究可为我国新一轮医改提供新的动能，同时也可为推行分级诊疗政策提供更精准的方向，便于后续分级诊疗政策推行以优化医疗资源配置，真正让患者实现小病在小医院、大病在大医院就诊的就医秩序，减轻医疗支出，提高医保基金的使用效率。

因此，本书具有重要的理论价值和社会意义，从理论和实践两个层面，具体表述如下。

在理论层面。（1）研究分析实施差异化医保政策是否有利于行业的发展，以及分析我国在实现社会福利最大化时最优医保。通过构建分阶段博弈模型分析医保带来的积极影响和消极影响，比较不同市场结构下医保对医疗质量的影响差异；同时，大胆尝试构建公立医院改革补偿机制模型，分析医保在补偿机制中发挥的作用。研究结果为推动医保在医改中的作用研究提供了理论依据。（2）从理论方面考察人力资本结构、医保制度、就医可及性如何诱发医疗资源错配进而导致整个社会福利损失，这为解释当前严峻的医疗资源失衡问题提供理论基础。从现有的文献来看，学术界对企业资源错配问题已经达成很多重要共识并且取得了丰富的研究成果，但是对医疗资源的错配问题研究甚少。医疗资源错配与企业资源错配两者之间具有一定的共性难题。因此，本书借鉴企业资源错配研究中成熟的研究方法，对医疗资源错配进行深入的探讨，扩展产业组织理论与博弈论在医疗服务行业中的运用。在研究内容上，综合运用多种定量研究方法系统地检验医疗资源错配的形成机制、经济后果以及其纠正方法，有利于弥补现有研究的不足。

在实践层面。（1）党的十八届五中全会强调提出，要充分发挥医保在医改中的基础性作用。医保作为医疗服务行业中的核心元素，其在整个医疗系统产生的影响不容忽略。医保的实施无疑是一项具有历史意义的政策，一方面医保政策让更多人能及时且有效获取医疗服务，另一方面医保政策也给整个医疗卫生系统带来很多负面的影响，比如过度医疗、医疗费用快速上涨等。深入研究医保对我国医疗服务行业的影响是我国医改顺利开展的一项必要工作，有利于政策制定者清晰明确医保的作用。本书借鉴国际上前沿的健康经济学和产业组织理论，全面研究基本医疗保险对我国医疗服务行业的影响，主要涉及三个方面：一是基本医疗保险对医院竞争的影响，包括医疗保险对大医院与基层医院竞争的影响和对公立医院与民营医院竞争的影响；二是基本医疗保险引发的健康效应研究，包括对个人的健康行为和健康结果的影响；三是基本医疗保险对公立医院改革补偿机制的影响。通过以上三方面的研究，能更有效地评估我国医疗保险在医疗服务行业中的作用，从而为我国医改提出相关的医疗政策。（2）实现医疗资源高效持续运作，是解决"看病贵、看病难"问题的重要举措。提高医疗资源效率有赖于人力资本结构的不断优化，以及有效利用市场力量和政策引导的协同作用。本书在对医疗资源错配带来的疾病经济负担以及具体形成机制进行分析具有现实意义。一是科学准确识别医疗资源错配的形成机制，有利于更好地调整医疗政策以纠正医疗资源错配；二是医疗资源错配程度降低有利于降低疾病经济负担，可更合理、持续地实现医疗费用控制；三是评估分级诊疗制度对医疗资源错配的纠正效应，有利于更好地完善分级诊疗制度、优化医疗资源，加快健康中国的进程；四是"公立医院改革"试点政策是否有助于改善和提高我国医疗卫生财政效率？

1.2 研究内容与框架

1.2.1 研究内容

本书主要围绕医疗保障、医生人力资本与医疗服务这一主题展开。主要分为三个子主题进行研究：主题 1 是医疗保障与医疗服务；主题 2 是医生人力资本与医疗服务；主题 3 是综合研究，该部分主要探讨的提升医疗服务水平的路径。主题 1 包含了第 3、4、5 章，第 3 章与第 4 章是研究医疗保障对医疗服务产品供给方的影响，涉及医疗服务价格、医疗质量，以及社会总福利。第 5 章是从医疗服务产品的需求方（患者）的角度去评估医疗保险的健康效应。主题 2 包含了第 6、7 章的研究内容。第 6 章是研究教育异质性医生人力资本的配置效率测算。第 7 章是进一步研究医疗服务错配的形成机制，从实证角度验证医生人力资本的医疗服务错配效应，并且揭示就医可及性与医生人力资本对医疗服务错配的互补效应。主题 3 包含了第 8、9、10 章，主要探讨的是医疗保障、公立医院改革、分级诊疗政策在医疗服务水平提升过程中发挥的作用。第 8 章是关于医保在公立医院补偿改革机制中的影响研究。第 9 章是公立医院改革对医疗卫生财政支出效率的影响研究。第 10 章是利用渐进性试点的准自然实验评估分级诊疗政策对患者就医秩序的影响。

1.2.2 研究框架

具体来说，本书的主要内容和结构安排如下。

第 1 章是绪论。通过对研究背景的介绍和阐述，提出我国非对称基本医疗保险对医疗服务水平的影响，以及及时纠正医疗服务错配的重要性，并引出具体的研究主题，同时引言部分还包括研究的主要内容、研究意义、基本思路、研究方法、技术路线和可能的创新之处，为进一步开展研究工作提供总体框架。

第 2 章是理论基础与文献综述，理论梳理包括委托代理理论、激励相容约束理论。文献综述部分包括医疗保障与医疗服务水平相关研究和医生人力资本与医疗服务水平相关研究。在文献梳理的基础上，通过简要评述对相关文献的研究重点、研究方法以及研究思路进行总结，明确现有研究的不足和缺憾之处。

第3章是医疗保障与医疗服务：基于大医院与小医院的研究。构建理论模型对医疗保险补贴产生的竞争效应进行分析，分析医疗保险补贴对医院竞争强度的影响，以及补贴效应是否依赖于大医院与基层医院之间的报销比例差异，并考察医疗保险基金的管理效率对最优报销补贴的影响。

第4章是医疗保障与医疗服务：基于公立医院与民营医院的研究。构建理论模型分析医疗保险补贴对医疗质量的影响。比较公立医院与民营医院在古诺竞争和主从博弈市场结构下的医疗质量、消费者剩余、社会福利。

第5章是医疗保障的健康效应研究。健康效应分为健康行为效应和健康结果效应。理论上构建患者效用函数，基于效用最大化存在最优医疗补贴，当医疗报销补贴比例小于最优医疗补贴时，医疗保险引发有效的健康效应。实证上首先利用中国家庭跟踪数据及双重差分法（DID）对新农合引发的事前、事后道德风险进行了全面的考察；其次研究新农合对个体的健康行为和健康结果影响是否存在性别差异和年龄差异。

第6章是医生人力资本的配置经济效率测算。本章包括：（1）在生产函数中纳入医生受教育程度后，计算简单劳动投入配置状况；（2）测算医生受教育水平对医院产出及生产率的贡献；（3）综合简单劳动力投入和医生受教育程度的配置状况，测算总体的医院人力资本的配置状况。

第7章是医生人力资本的医疗服务错配效应。本章界定了医疗服务错配的定义，医生人力资本的内生性讨论，医生人力资本的医疗服务错配效应的实证研究，医生人力资本引发的医疗服务错配效应稳健性检验。本章进一步界定了就医可及性，就医可及性在医生人力资本的医疗服务错配效应中的调节作用，以及纠正医疗服务错配的政策建议。

第8章是医疗保障与公立医院改革。构建利益共同体，保障了各有关利益主体的利益；初步建立了医院和医生的激励约束机制，医疗保障水平对补偿机制的影响依赖于改革程度。

第9章是公立医院改革与医疗卫生财政支出。本章包括借助地级市层面数据，以多期的公立医院改革为重点开展准自然实验分析，通过计算分析地级市政府卫生财政支出效率，研究公立医院改革对市政府卫生财政支出效率的影响。

第 10 章是分级诊疗政策的分流效应。本章基于渐进性试点的准自然实验研究和合成控制法研究分级诊疗政策对医院、基层医疗机构门诊人数分流的影响。

第 11 章是研究结论与政策建议。根据理论分析和实证检验的结果，归纳总结研究得到的结论，并且提出相应的政策建议。政策建议主要包括三个方面：一是医保在医疗服务配置中的基础作用，二是分级诊疗政策提高医疗服务水平的调整建议，三是关于公立医院改革的政策建议。

1.3　研究目标与方法

1.3.1　研究目标

本书围绕医疗保障对医疗服务的影响、医生人力资本对医疗服务错配的影响以及医疗保障如何配合分级诊疗实现医疗资源高效配置三个主题展开研究。在医疗保障对医疗服务的影响主题中，研究的目标是通过分析非对称医保对医疗质量、医疗价格、医疗支出的影响，进而通过数字模拟获得最优的医疗保障水平，同时评估医疗保障的健康效应。在医生人力资本对医疗服务的影响主题中，研究目标：一是测算医生人力资本的配置效率；二是揭示医疗资源错配的成因及其之间的机理，定量刻画人力资本结构、就医可及性三个关键因素对医疗资源错配的影响程度，便于后续政策的调整。在关于医疗保障如何配合分级诊疗政策实现医疗资源高效配置的研究主题中，研究目标是如何纠正医疗资源错配，为医疗资源高效运行提供科学支持和决策依据。

1.3.2　研究方法

本书采取理论与实证研究相结合的研究方法。理论方面：一是建立动态多阶段博弈模型来研究医疗保险补贴对医疗行业的影响机制和路径，二是建立多方利益相关者博弈模型数值模拟医保在医疗服务配置的基础作用。实证方面：一是利用中国家庭追踪调查数据来验证医疗保险政策是否会引发事前与事后道德风险以及是否真正地改善了居民的健康水平，以进一步验证理论和实证结论。二是利用中国医院微观数据，在克服内生性问题的基础上揭示我国医疗服务错配的形成机制，以及利用多期 DID 评估分级诊疗政策。

总体而言，研究方法表现出了理论与实践相结合、定型与定量相结合、静态与动态相结合的特点。结合研究主体和研究内容，相关章节的研究方法说明具体如下。

第 2 章是对相关文献的梳理和总结，主要采用文献查阅、整理归类、提炼总结的方法进行研究。通过对医疗保险与医疗服务行业等相关领域文献的归纳总结，明确现有研究的重点、方法、结论和不足，为开展扩展性研究提供依据和支撑。

第 3 章、第 4 章的理论基础是博弈论，主要通过构建分阶段博弈模型的方法来展开，侧重分析医疗保险对我国医疗服务行业发展的影响。具体来说，博弈的过程可分为以下几个阶段：第一阶段政府部门制定患者医疗费用的报销比例，第二阶段两家医院根据自身情况决策提供医疗质量水平，第三阶段医院再根据市场情况确定提供的就诊人次数。其中，最优均衡状态策略和状态可以通过逆向归纳法进行求解。

第 5 章是运用理论和实证方法，在理论上得出合理的医保区间，在实证上验证医保引发的健康效应。理论上主要利用的是构建患者效用函数展开，实证上是利用中国家庭跟踪数据及双重差分法（DID）研究新农合医疗保障水平是否处于合理的区间，以及医保对性别差异的影响。

第 6 章是尝试从宏观增长角度和微观个体角度测度教育的贡献时经常采用的弹性模型和半弹性形式，将其纳入生产函数中。将医院总体的人力资本分解成简单劳动投入和受教育程度，并分别测算其生产率和配置效率。

第 7 章是运用最小二乘法和两阶段工具变量法，并且利用中国医院微观层面数据检验医疗服务错配的形成机制。在克服医生人力资本内生性问题的基础上，进一步进行一系列稳健性检验，研究医生人力资本的医疗服务错配效应。进一步，通过工具变量法，研究医生人力资本与医疗可及性的互补效应。

第 8 章是基于建立多方利益相关者的博弈模型，数值模拟医保在医疗服务配置的基础作用。并且利用广州市公立医院的收益－支出数据进行数字模拟，科学测算基于降低药品耗材费用的改革方案的可行性。

第 9 章是运用经典的双重差分 DID 方法和随机前沿模型（SFA）。首先，利用 SFA 测算卫生财政支出效率；其次，采用 DID 评估公立医院改革的财政支出效应。

第 10 章是运用多期 DID 和合成控制法，并且利用省级面板数据评估分级诊疗政策对医疗服务量分流的影响研究。医疗服务量包括医院、社区卫生服务中心、乡镇卫生院的门诊人次数、执业医师数。

1.4 创 新 之 处

本书以解决医疗资源严峻失衡问题为出发点，考察我国现行医疗保障、医生人力资本对医疗服务水平的影响。针对我国医疗服务错配进一步提出政策建议。

本书的特色与创新之处表现在以下三方面。

第一，明确医保的基础作用。本书以医疗保障为切入点，以往研究更多强调的是医疗保险带来的积极作用。事实上在医疗服务行业，医疗保险补贴是一把双刃剑，一方面可以刺激医疗需求，提高卫生服务利用率；另一方面会提高医疗价格，阻碍行业竞争。本研究还发现医疗保险补贴差异可以更好地促进优质民营医院的发展，同时医疗保险补贴效应不利于医院间的质量竞争，因此获取一个合理或者医院间最佳的医疗报销比例差距，使医疗补贴更充分地发挥其积极作用显得尤为重要。最后通过理论模型和数字模拟充分说明医保在公立医院改革补偿机制中的作用。而以往关于医保在公立医院改革中的作用仅停留在专家经验层面上，缺乏具体的理论支持。

第二，理论与实证相结合。研究医疗质量、医疗价格以及医院间的竞争程度在博弈的过程中如何变化是关键点。实证上利用准自然实验双重差分法评估的医疗水平效果，即健康效应；同时，进一步利用经验数据检验当前患者在就医过程喜欢用脚投票的原因，有利于后续医改政策更精准地调整。

第三，指标测量逐步精细。本书基于大型医院的住院患者病案数据，应用和扩展企业资源错配的估计方法来测算医疗资源错配；同时，基于医疗服务产品的特殊性，利用 DRG 系统对患者的打分来精准识别大医院诊疗低层次患者的比重，以期准确度量大医院的医疗资源错配程度，弥补地区层面的医疗资源错配的欠缺与不足。

第四，政策精准优化。本书在揭示医疗资源错配的形成机制、经济后果之外，重点考察了分级诊疗制度对医疗资源错配的矫正效应。通过多种途径，多种研究方法，多层次评估分级诊疗制度、公立医院改革试点的效果，强调地区之间的差异性，为后续提供更精准的优化路径，使内部机制与外部机制协同作用，提供加强政策决策与市场机制协同作用的重要依据。

第 2 章　理论基础与文献综述

2.1　理 论 梳 理

与本研究相关的理论包括三个方面：一是 20 世纪 30 年代，美国经济学家伯利和米恩斯提出的委托代理理论；二是弗里德曼和萨维奇在 1948年提出的风险与保险理论；三是激励相容理论。委托代理理论和风险与保险理论主要运用于第 3、4、5 章，而激励相容理论主要运用于第 8 章。

2.1.1　医疗服务行业中的委托代理理论

委托代理理论是近 30 年契约理论最重要的发展之一，是基于企业内部信息不对称和激励问题发展起来的。委托代理理论有两个基本假设：一是委托人与代理人之间存在利益冲突，二是委托人与代理人之间存在信息不对称问题。委托代理理论的中心任务是在利益冲突和非对称信息环境下，解决委托人如何设计最优契约以激励代理人的问题（Sappington，1991）。非对称信息（asymmetric information）指的是某些参与人拥有但另一些参与人不拥有的信息。本章研究医疗服务行业中主要存在三个委托代理关系，分别是医院管理者与医生之间的委托代理关系，医生与患者之间的委托代理关系，以及医院与医保局之间的委托代理关系。

医院管理者与医生之间的委托代理关系。在医院管理者与医生之间的委托代理关系中，医院管理者是委托人，医生是代理人。在中国，公立医院在整个医疗服务体系中占有举足轻重的地位，医院管理者通过依赖医生完成医院的多重任务。因此如何建立激励机制积极调动医生的积极性来完成医院的多重任务，显得尤其关键。不论是在计划经济时代还是市场经济时代，医院具有公益性和经济性，医院委托医生实现医院的公益性和经济性。医院追求公益性的努力程度不仅依赖于资金补偿程度，还跟医院自身特性和外部因素有关。中国把所有非隶属于政府行政机构的公立组织统称为"事业单位"。从财政来看，事业单位大体可分为全额拨款、差额拨款、自收自支三类（张志坚，1994）。而中国目前大部分公立医院的财务处于自主化状态，政府基于各种理由只有少量的补贴。另外，公立医院医师的薪酬制度主要是统一工资制，奖励工资只占全部工资的一部分。在该制度下，医院与医生之间存在严重的利益冲突，医生为了使其效用最大化，往往会利用身份的特殊性作出过度医疗的行为。医院要回归其公益性无疑是降低医疗成本与费用，关键在于对代理人医生建立激励约束机制。

医生与患者之间的委托代理关系。由于医生对医疗状况的原因与后果更为了解，患者委托医生为其作出医疗决策。然而医生的动机无法观测并可能与患者及付款人的动机不完全相符。医生可以通过多种途径力求与众不同——诊所位置、与医院联合、所提供诊疗服务的质量等。然而患者可用于甄别医生的信息寥寥无几，主要靠朋友或家人的推荐。法律上要求医生必须以患者的最高利益为行为准则，但由于医疗服务产品的特殊性以及诊断的不确定性，以什么样的标准判断最佳的治疗方案是个难点，患者的最高利益如何界定更是无法确定。正是因为医疗服务产品的质量保障存在着无法界定的缺陷，导致医院或者医生为追求自身效用最大化而在诊疗的过程中会向患者提出一些不必要的诊疗项目，尤其是那些对患者没有多少临床风险而且在保险范围内的诊疗项目。在中国的医疗服务价格制定体系中，医疗服务价格是受政府规制，规制下的医疗服务价格完全体现不了医生的价值。医生在收入得不到满足的情况下，往往会向自己的患者进行诱导需求，利用其专业优势来增加个人收入。这也是近年来医患关系如此严峻的原因之一。解决医生与患者之间的这种利益冲突的关键还是要建立医生激励约束机制，让医生的价值能得到充分体现。

为了尽量控制成本，很多健康计划以调整对医生的支付方式为目标。一种普遍的做法是降低所有保险项目按服务计费的费率。当面临这种支付方式时，医生往往通过改变开账单的方法以及提供更多服务来增加服务金额（Lee，Grumbach & Jameson，1990）。已有研究已经发现控制医生费用并不能降低医疗服务支出。当以经济刺激施加压力时，即便是很细微的力度，都会对医疗决策有所影响（Hillman，1990）。当一项政策将医生的临床判断置于同其经济利益的冲突中，理论上，受过良好的经济学原理教育的医生在作出医疗决策时会考虑社会成本。然而，在实践中，大多医疗管理计划所使用的医疗计划或者政策都会促使医生考虑医疗决策对其自身收入的影响。由于医生与医疗管理计划风险共享，他们也与保险公司同样希望避免不健康的患者（Stone，1997）。因此，一项好的医疗管理计划必须同时考虑各利益相关者的利益冲突。

医保局与医院之间的委托代理关系。在目前的医疗保障制度安排中，医保局作为医疗服务产品的第三方购买者。医保局与医院之间的委托代理关系是医保局委托医院合理使用医保基金，医院作为代理人，在为患者提供医疗服务的过程中更偏向于向患者提供在保险覆盖范围内的诊疗项目，以获取更多的医保收入。虽然医保局代表患者利益的第三方购买者具有与医院谈判的能力，但是在我国医保局的谈判能力较弱，对医疗服务提供者难以形成有效的约束。因此，医保基金的支付机制存在缺陷，难以控制医疗费用的攀升。医保局与医院之间的利益构成了冲突，在现有的医疗保障制度下，很多地方的医保基金处于亏损阶段，直接导致的结果是无法维持一个健康持续发展的医疗保障。

通过上述三个委托代理关系的梳理，发现患者、医院、医保局、医生四者之间存在不同的委托代理关系，且各利益相关者存在不同程度的利益冲突和信息不对称问题。这些信息问题影响了保险合同的结构。有保险的人认识到服务是廉价的，即便是共同支付的基本医疗保险，病人仍然把医疗服务的 100 元看成 20～30 元。很自然，人们会合理地倾向于寻求比正常全额支付价格情况下更多的服务。由于得到了保险，个人的医疗成本降低，因而医疗服务的利用率提高，这是医疗保险产生的患者道德风险。同样，向患者提供医疗服务和咨询的医生的行为也会产生一定的道德风险问题。前面医生与患者之间的委托代理关系已提到，医生与患者在追求自身最大效用时存在利益冲突，医生完全可以凭借自身的专业知识向患者提供一些不必要的医疗项目，他们在追求自己效用最大化时作出不利于患者的行为，因此就出现了过度医疗问题，这就是医生的道德风险问题。

本章首先研究的是医疗保险同各利益相关者在博弈的过程中会对该行业产生什么样的影响，正确认识医疗保险，以及如何制定合理的医疗保障水平。在对医疗保险有充分了解的基础上，解决如何更科学更有效地评价现有的医疗保障水平。除此之外，本章还研究构建利益共同体，保障各利益相关者利益机制，解决代理人与委托人之间的利益冲突问题，从而推动公立医院的改革。

2.1.2 风险与保险理论

弗里德曼和萨维奇的先导性工作奠定了风险与保险的理论基础。个人进入保险契约的目的在于将财务风险的不确定性转嫁他人，不可能确定一个特定个体是否会罹患疾症，如心脏病或中风。大多数人设法避免风险，人们在风险面前往往采取的是风险保守或者是风险规避的态度。收入的边际效用可以用来描述人们对风险的态度。面对具有相同期望值的两种选择，风险规避的个人会选择一个确定的前景而非不确定的情景。风险规避表现为一个递减的收入边际效用，以收入总效用的变化率来衡量。保险对医疗有着重要的作用，拥有保险不代表参保者一直健康或者不会生病，但是医疗保险可以为参保者因疾病引起的财务风险提供降低风险的作用。从形式上讲，保险被定义为防御风险的一种措施。风险是昂贵的，一个风险规避者愿意花钱避免风险。在健康保险里，个人面对疾病的不确定性有两种选择：（1）购买保险，通过支付保费自愿地减少财富；（2）自我保险，即通过健康预防行为降低疾病发生的概率，比如加强运动，减少久坐，吸烟和喝酒等良好的生活方式。保险的目的是在大量的人群基础上分散或集中处理风险。在健康保险市场存在道德风险和逆向选择问题，这是由于信息成本在经济交易过程中引发的。当合同中的一方无法监督另一方的行为时，道德风险问题就产生了。私人行动是不被人所看见的，所以在对条款达成一致协议之后，一方或者双方都可能会产生契约后的机会主义行为。利用合同双方之间的信息不平衡，一个人会作出经济机会主义行为，试图赢得比合同或合同预期更多的效用。

影响购买保险的决策因素有很多。收入效用曲线的形状是重要因素，显而易见，风险偏好者和风险中性者不会购买保险。对于风险偏好者来说，风险对效用有所贡献。风险中性者认为不确定性是无关紧要的，风险既没有给不确定性带来好处也不会有成本。损失的大小也对决策起关键的影响。当不确定性的范围很大时（也就是潜在的财务损失与实际收入相比很大时），实际效用曲线与预期效用曲线之间的差距要大于不确定性范围较小时的两者的差距。预期损失越大，保险的最高价值越大，并且个人购买保险的可能性也就越大。随着损失概率的变动，购买保险的可能性也在变化。即使是风险规避的人也不会在损失概率是极端情形之一时购买保险。当感知到的风险成本太小时，无法在小概率情况下刺激保险需求。另外，保险如其他产品的需求一样，其价格和收入水平对购买保险的决定也起到重要作用。

总的来说，风险与保险理论说明在补偿保险下，风险规避者会加入保险以预防低概率高损失的事件，例如住院。保险客户所支付的保险费等于保险人的预期支出加上可抵偿的一般管理费用和利润的加价。对于购买保险的个人来说，差价必须小于自我保险情况下风险的估计价值。

2.1.3　激励相容约束理论在医改中的运用

哈维茨（Hurwiez）创立的机制设计理论中"激励相容"是指：在市场经济中，每个理性经济人都会有自利的一面，其个人行为会按自利的规则行为行动；如果能有一种制度安排，使行为人追求个人利益的行为正好与企业实现集体价值最大化的目标相吻合，这一制度安排就是"激励相容"。由于代理人与委托人的目标函数不一致，以及两者之间存在不确定性和信息不对称性问题，代理人的行为可能偏离委托人的目标函数，而委托人很难观察代理人的这种行为偏差，无法有效监管合约书，从而出现代理人损害委托人的利益现象，这样造成的后果是逆向选择和道德风险问题。激励相容包括激励和相容两个方面的内涵。激励指的是使监管对象在努力实现自身发展的同时，更加努力地实现监管主体的目标；而约束指的是防止监管对象在追求自身目标过程中，发生逆向选择和道德风险问题。

前文已提到在医疗领域中存在多种委托人与代理人之间的委托关系，且逆向选择和道德风险问题是医疗领域中的典型问题，本研究将利用激励相容约束问题解决公立医院改革补偿机制的问题。考虑各利益相关者的参与博弈权，构建利益共同体，保障了各有关利益主体的利益。在该机制中，激励指的是调动医院积极性让医院在基于降低一定比例药品耗材费用的目标下，保证医院结余比改革前不减少；约束是指该机制是按照产出补贴来实现改革目标，医院需要在基于目标函数下实现自身利益的最大化。医保的付费机制是在给定的额度下按病种项目支付费用，医院需要通过降低一定比例的药品耗材费用才能享有来自医保局和政府的补贴。该补偿机制初步建立医院和医生的激励约束机制，可较好地规范医院和医生的诊疗行为；以市场手段（增加利益）驱动，符合医院发展的内在规律，可持续性较好。

2.2　概　念　界　定

为了更好地开展研究工作，需要对一些相关的概念作介绍和界定，以免出现范围不清、含义模糊的情况。

（1）基本医疗保险

我国基本医疗保险包括城镇职工医疗保险、城镇居民医疗保险与新型农村合作医疗保险。三种保险是针对不同的人群对象，每种保险所缴纳的保费不一样，且所享受的医保待遇有差异。一般来说，城镇职工医疗保险所交保费最高，同时其享有的医保待遇也是最高的。

（2）医院

医院可看作是一家提供多元化产品的企业，既提供门诊医疗服务也提供住院医疗服务。医院的目的是诊疗疾病、照护病人。不同的医院所提供的服务也是不一样的，比如有些医院是专科医院，只针对某类疾病进行治疗；有一些医院是综合医院，所涉及的医疗服务非常广泛。大多数医院提供的服务是为当地人所消费，当然不排除一些患者为了获得一些特殊治疗，比如心脏手术和器官移植选择去异地医院。

按照不同的划分角度，可将医院分为不同的类型（见表2－1）。根据医院的产权性质，可将医院分为公立医院和非公立医院。公立医院指的是政府医院，是中国医疗服务体系的主体；非公立医院包括社会办医院和个人办医院。我国医院具有福利性、生产性和经营性，医院在执行一定福利性质的社会公益性事业外，从某种意义上来说，可假设医院是家追求利润最大化的企业。尽管中国绝大多数医院的性质为非营利，受"不分配约束"，但斯隆（Sloan，2000）指出，在非营利组织和营利组织之间并不存在显著的行为差异。杜根（Duggan，2002）使用来自美国加州医院数据进行研究发现，随着营利医院的比例提高，非营利医院对经济激励的反应越来越近似于营利医院。因此，本书假设医院在局部情况下是追求利润最大化的，且符合中国的实际情况。

表2－1　　　　　　　　　　　　医院类型

划分角度	类型
技术水平和服务层次	一级、二级、三级
服务范围	综合、专科、康复、儿童、中医、职业病
区域	城市（市、区、街道）、农村（县、乡、镇）
特定任务	军队、企业、医学院附属医院
经济性质	股份制、股份合作、独资
经营主体	公立、公有民营、国有民营、民有民营
运行目标	营利性、非营利性

（3）医院产业

产业的概念是随着经济社会的发展而不断发展。医院的医疗活动具备生产性和创造性，并且其医疗服务具有价值和使用价值等商品属性。近年来，政府对医院的投入在逐渐减少，为了维持医院自身的发展，医院的行为出现了逐利倾向，医院在实现社会效益的同时也追求经济效益。从产业的标准来看，提供医疗、预防、保健、康复、科研、教学等服务为主的医院的集合完全可以看成一个产业，即医院产业。医疗服务在市场经济条件下表现为一种商品，是一种服务性商品。

（4）医疗质量

医疗质量主要是指医疗服务的及时性、有效性和安全性，又称诊疗质量。医疗质量不仅可以改善患者的健康水平，同时也可以减轻患者在治疗过程中的痛苦。医疗质量是多维的，需求方可能看重医疗质量的某些方面。医疗质量的衡量标准是建立在医生和特殊治疗技术设备的投入上，以及患者死亡率。但事实上，医疗质量除了体现在医疗设备和医生技术外，还与医院的医疗环境和医疗服务有关，由于医疗质量涉及的内容很多，以及有些方面数据获取难度大，绝大多数研究对医疗质量的衡量是以患者死亡率、居民期望寿命为指标。

（5）社会医疗保险

社会医疗保险是国家通过立法形式强制实施，由雇主和个人按一定比例缴纳保险费，建立社会医疗保险基金，支付雇员医疗费用的一种医疗保险制度。社会医疗保险具有社会性和福利性等特点，体现了社会成员风险分担和互助共济原则，有利于降低参保家庭的医疗负担。一般来说，社会医疗保险具有以下特征：一是被保险人需要缴纳一定额度的保费。所交保费与个人健康风险无关。二是由政府管理执行。成立专门的医疗保险基金部门管理医疗费用的支付。三是社会医疗保险具有普遍性。目前大多数国家的社会医疗保险已实现全面覆盖，其发展过程基本是从城市的雇员中推广，再逐步扩大到城市居民、非就业人口和农村人口。四是社会医疗保险计划存在多样化。在某些国家，不同地区不同职业人员所选择的社会医疗保险计划可能不一样，不同的社会医疗保险计划之间会存在两种局面，一种是非竞争性的，比如在法国、中国、卢森堡等国家的社会医疗保险计划是非竞争性，即垄断；另一种是竞争性，比如德国的社会医疗保险经过长时间合并后仍然有数百个保险基金，虽然从理论上来说具有竞争性的社会医疗保险计划可以提高效率降低费率，但是在某种程度上也带来了很多管理问题。五是社会医疗保险基金主要来源于缴费，政府补贴作为补充。社会医疗保险资金的筹集和使用有明确的规章制度，首先资金的运行过程透明，其次病人的医疗支出上限与其缴纳的保费档次密切相关，患者和保险基金之间有着明确的合约关系，同时对医疗费用报销有明确的规定。总的来说，社会医疗保险发展到今天已经较成熟，尤其在欧洲的运行是比较成功的，人们完全可以通过社会医疗保险获得基本的、稳定的、可靠的医疗服务，但随着医疗需求的增长以及多样化的发展，社会医疗保险面临着诸多问题，比如如何应对不断上涨的医疗费用，如何提高社会医疗保险基金的筹资，如何和医疗服务的供给方进行更有效的谈判等。本研究涉及的医疗保险指的是基本医疗保险，属于社会医疗保险。

在我国，健康保险除了社会医疗保险外，还存在另一种保险，即商业保险。商业医疗保险与社会医疗保险的关系既是替代关系又是互补关系。当没有购买社会医疗保险的人群购买商业保险时，它们之间是替代关系；在大多数情况下它们是互补关系。虽然目前社会医疗保险已基本全覆盖，但是全覆盖并不意味着所有人享受同等的社会医疗保险补贴待遇，同时社会医疗保险所带来的医疗费用报销往往是有限的，因此个人如果希望所购买的保险能覆盖的医疗项目更全面，或者享受更多高质量的医疗项目，可以选择购买商业保险。一般来说，商业保险覆盖了社会医疗保险未覆盖的医疗服务项目，两者形成互补关系。但值得注意的是，与社会医疗保险不同，商业保险的费率与个人的健康风险有关，且呈正比例关系；相反，商业保险与个人收入并没有直接的关系。值得注意的是，逆选择问题在商业保险市场会不可避免地出现，因为通常被保险人对自身的健康状况了解超过保险公司，保险公司往往只能通过确定不同等级的保费来区分被保险人身体状况的风险程度。有研究者发现，高风险的人会选择购买高保费的保险，以便获得更高保障，相应低风险的人会选择购买低保费的保险。

（6）医疗服务水平

由于医疗服务水平是一个较为宽泛的概念，包含的内容比较多，在做实证研究过程中无法用一个指标来衡量医疗服务水平。因此，本书中将医疗服务水平的范围界定为医疗质量、医疗价格、医疗数量、健康水平以及医疗服务错配程度等。

2.3 医疗保障与医疗服务水平相关的文献综述

健康经济学是一门新兴的应用交叉学科，其涉及的学科包括经济学、社会学和医学等。健康经济学是从经济学的角度来研究医疗健康问题，其发展和研究引起世界各国政府和学者的高度重视。20 世纪五六十年代，由于医疗费用快速增加以及急缺医务人员等问题，在欧美国家开始掀起了对健康经济学的研究。1963 年，美国健康经济学家阿罗（Arrow）写了一篇题为"不确定性和医疗保健的福利经济学"的论文，文中明确提出了不确定以及信息不对称等问题在健康和医疗服务领域中存在，此外探讨了医药卫生服务产业中的特殊性，为健康经济学的确立奠定了基础。

深入分析目前医疗保险以及政府如何完善医疗保障制度成为近年来健康经济学研究的重点。本研究关于医疗保险的文献综述主要分为四类，分别是医疗保险与医疗支出的关系研究、医疗保障水平与健康的关系研究、补贴与产品质量的关系研究和关于我国公立医院改革的研究。

2.3.1 医疗保障与医疗支出的关系研究

在经典的健康需求模型中，由于健康需求带来的引致需求而引起医疗费用的增长，但是影响健康需求的因素还有很多，比如年龄、收入和受教育程度等。影响因素具有其复杂性，医疗费用的持续增长无疑加大了政府与居民的就医成本。因此长期以来，控制医疗费用增长一直是医疗卫生领域研究的重要问题之一。早在 1987 年，Newhouse 研究认为，收入是影响医疗费用增长的重要因素。之后，有不少研究者发现，医疗费用的增长来自医疗保险政策的实施与医疗保障水平的不断提高。医疗保险降低了患者就医时的经济压力，从而刺激更多的医疗需求，使得总的医疗费用快速增长。已有诸多经典文献对关于医疗保险提高医疗支出的研究进行了大量讨论。曼宁和马奎斯（Manning & Marquis，1996）利用美国的健康保险试验数据从实证上的角度检验了医疗保险与医疗服务需求必须在降低风险与过度医疗之间进行权衡，研究发现，最佳的医疗保险报销比例值应该是50%。再后来阿密塔伯和乔纳森（Amitabh & Jonathan，2011）研究发现，医疗效率依赖于疾病治疗的异质性，同时发现经济与政治阻力可以降低医疗成本的增长，以及使得医疗技术创新对医疗费用的增长存在不确定性。Newhouse 在 1992 年提到引起医疗支出快速增长的因素有很多，并且指出只有技术进步可解释大多数导致医疗支出增长的原因。卡尔特（Culter，2004）认为，技术进步既会带来长寿也会带来成本的快速上涨。

费尔德斯坦因（Feldstein，1973）发现，美国家庭会超额投保以应对昂贵的医疗支出，一旦医疗保险覆盖下降，风险增加带来的效用损失会远超过购买保险的费用。医疗保险的经济意义越来越重要，且成为一项重要的公共政策问题。美国的医疗保险保费支付越来越高，而且商业医疗保险得到了快速发展。伯哈尔（Bolhaar，2012）从实证上检验了商业医疗保险市场中的道德风险与逆向选择问题的存在。身体风险较大的人所产生的期望医疗支出更高，他们往往会通过购买商业保险来支付该医疗成本。近期，关于医疗保险市场的逆向选择问题受到了很多学者的关注。芬克斯坦因和马克加里（Finkelstein & McGarry，2006）发现，在美国老年人中长期护理保险和家庭护理的使用之间存在着消极的关系，他们发现该保险市场中的逆向选择问题由居民的财富与预防风险行为引起。一般来说，老年人面临的健康风险较大，其面临医疗支出比非老年人要高，老年人的医疗支出完全依靠政府财政支出不现实，因此，补充商业健康保险在对整个人口中发挥着非常重要的作用。另外，基本经济学理论认为，医疗保险政策其实是对医疗价格的一种补贴，其降低居民的财务风险，增加医疗服务的覆盖性和可及时性，但同时会引起居民过度使用医疗资源，造成医疗资源的浪费（Feldstein，1973；Feldman & Dowd，1991）。

刘国恩等（2003）根据镇江城镇职工医疗保险改革试点在 1994～1996 年的调查数据，原创性地从实证上研究了医保改革对个人医疗支出的影响。他们发现医保改革会使得自付医疗支出上升，而针对不同群体样本的分析发现，医保改革的受益人群更偏向低收入和健康状况较差的弱势人群，因此医保改革提高了医疗费用以及确保了医疗资源的公平性。也有很多学者采取"历史对照法"研究我国医疗保险制度改革对医疗费用或医疗支出的影响（刘国恩等，2003）。但同时有学者提出，历史对照法研究所得出的结论存在一定的缺陷，在研究过程中会产生一定的偏差。因为医疗保险制度改革对医疗支出的影响还依赖其他因素，比如收入、经济特征，以及改革后新制度的实施所需要的时间等。丁和朱（Ding & Zhu，2007）利用公共医疗保险改革事件前后的数据研究个人参保状况对医疗服务利用率以及医疗费用的影响。研究发现，改革后参保者提高了对医疗服务的利用率，但医疗保险对医疗费用的增长不仅没有起到控制作用，反而加剧了医疗费用的上涨。然而有学者认为，医疗费用的快速增长与医疗保险制度不存在直接的关系，而人口老龄化以及城乡老龄人医疗支出的差异才引起医疗费用的快速增长，且认为是一种合理的健康需求（封进、余央央、楼平易，2015）。

综上所述，影响医疗费用增长的因素很多，可来源于合理的健康需求，医疗保险政策以及医疗技术变革等。本研究重点关注的是医疗保险对整个医疗服务行业竞争的影响，不仅关注的是医疗费用支出的增加，还要关注的是医疗保险对医疗质量的影响。毋庸置疑，医疗保险提高了医疗费用，同时我们应更关注医疗保险对我国医疗服务行业的价格竞争影响，比如大型公立医院与基层医院之间的医疗保险报销比例差距对医院之间的医疗价格竞争产生影响、公立医院与民营医院之间不对称医疗保险报销待遇对行业竞争的影响等。

2.3.2 医疗保障水平与健康的关系研究

现有研究中，对健康保险引发的健康风险行为效应研究甚少，尤其是研究发展中国家健康保险事前道德风险的实证文献非常欠缺。学术界对事前道德风险实际存在的可能性持怀疑态度（Zweifel & Manning，2000）。保险所产生的事前与事后道德风险都是普遍存在的，在医疗保险市场里也有相类似的结论。德哈沃和卡斯特纳（Dhaval & Kaestner，2009）根据美国健康数据，针对 65 岁以上的老龄人研究医疗保险对预防风险行为的直接影响和间接影响，研究发现，老龄人在获取医疗保险后会降低预防行为且增加不健康的行为。而根据中国的健康数据研究医疗保险对生活方式的影响研究虽然甚少，但也有文献支持医疗保险引发事前道德风险。彭晓博和秦雪征（2014）采用不同的研究方法并且在控制参保者行为的内生性问题后依然发现，新农合会降低人们的预防健康风险行为，且不健康的行为反而有所增加。也有学者在医疗保险市场得出了截然相反的结论，如考尔巴格和德·考隆（Courbage & de Coulon，2004）根据英国 2000 年家庭面板数据，发现购买私人健康保险人不但没有降低预防风险行为，反而显著加强了运动锻炼。然而医疗保险是否真正导致了这些变化，仍值得研究。出现学者持有截然相反的两种观点可能的另一种解释是，跟医疗保险政策实施的医疗保障水平程度有关。当医疗保险保障水平低于某个临界值时，医疗保险政策不会引发事前道德风险，但是当医疗保障水平超过该临界值时，医疗保险政策就会引发前面所说的降低预防风险行为。另外，也跟人们的参保决策和生活方式受某些不可观测的因素（如风险偏好）的影响，从而导致参保行为与存在内生性有关。而且反向因果关系也会引起内生性问题。不可观测的因素和反向因果关系在充斥着逆向选择行为的医疗保险市场尤为明显。前面诸多文献采用的是工具变量法来克服内生性，而利用自然实验的双重差分法来克服内生性的研究甚少。原因在于双重差分法具有严格的前提条件，而本章将采取基于自然实验的双重差分法，该方法既能控制样本之间不可观测的个体异质性，又能控制随时间变化的不可观测总体因素的影响，因而能得到对政策效果的无偏估计（陈林、伍海军，2015）。

关于医疗保险引发的健康结果效应的研究甚多。将参保者因保险增加医疗服务而健康未显著改善现象称为事后道德风险。伯哈尔（2012）从实证上检验了商业医疗保险市场中的道德风险与逆向选择问题的存在性，健康风险较大的人所产生的期望医疗支出更高，他们往往会通过购买商业保险来支付该医疗成本，但没有研究医疗保险在对健康结果的影响时是否产生事后道德风险。部分学者发现，医疗保险的实施对人们的健康改善作用有限，虽然医疗保险提高了医疗服务利用率，但是人们的健康状态却没有得到明显的改善（胡宏伟、刘国恩，2012）。胡宏伟和刘国恩（2012）以城镇居民医疗保险作为样本研究对象，雷和林（Lei & Lin）所研究的对象是新农合。可以看出，两篇文章研究时间是在中国新医改后，而且是新医改实施的初期，但两篇文章的结论却相同。这表明，新医改初期我国医疗保险保障水平还处于一个较低的区间，或者说居民享受的医疗保险报销比例相对较低，人们仍然面临着相对较高的医疗成本，因而医疗保险对人们健康状况的改善有限。但是在针对新医改后老年人的研究则发现，医疗保险对老龄人的健康改善有显著的作用（黄枫和甘梨，2010；程令国和张晔，2012）。这说明，老年人是医疗保险政策实施中受益最大的人群。赵绍阳、臧文斌和尹庆双（2015）建立了最优医疗保障水平的统计量函数形成，并且利用我国某城市城乡基本医疗保险改革试点的自然试验数据，研究发现，城乡居民医疗保险的报销比例可能低于社会福利最大化的医疗保障水平。另外，很多研究仅停留在医疗保险能显著提高医疗服务利用率，而并没有关注医疗服务利用率的提高是否真正显著提高了人们的健康水平（Wagstaff et al.，2009；Yu et al.，2010；Yip et al.，2009）。

综上所述，以往研究在评估新农合绩效的同时往往忽略了健康风险行为的研究，而只注重健康结果效应的研究。医疗保险对健康风险行为和健康结果的综合研究的文献尚未见到。结合我国医疗保险政策实践，本章认为，有必要在同一样本、同一研究方法下对医疗保险引发的健康行为与健康结果进行综合分析，这能更有效、更全面地评估医疗保险的实施效果，同时可以更好地引导政策制定者制定相关政策。

2.3.3 医疗保障与医疗质量的关系研究

质量竞争属于产业组织领域中的非价格竞争，已有众多的研究从不同的视角关注质量竞争。叶和穆霍帕德海耶（Ye & Mukhopadhyay，2013）建立寡头竞争模型从需求方的视角下研究了质量竞争，他们发现不同产品质量的企业会采取不同的竞争策略来回应市场，需求方更偏向于低质量产品企业。布莱尔和杜兰斯（Blair & Durrance，2014）研究了容量约束下合谋对产品质量的影响，并且研究了合谋行为对消费者剩余的影响。赛里尼和拉曼蒂亚（Cellini & Lamantia, 2015）研究了最低产品质量标准设立对寡头市场的均衡和稳定性的影响，研究发现，最低质量标准会扩大企业产品质量差异化。奥雷、马里奥蒂和莫泽奥（Auray, Mariotti & Moizeau, 2011），王、陈和何（Wang, Chen & He, 2015）强调了质量规制的重要性。后者认为，奶制品行业质量规制会增加企业的可变成本和固定成本，固定成本高的企业会提高行业的门槛，其次古诺竞争市场下的行业质量水平高于双寡头市场竞争下的行业质量水平。现有文献多数强调的是质量竞争对行业竞争的影响，质量竞争的重要性得到了研究者一致的认可。但是不同行业中的质量竞争有其特殊性，本章研究的是医疗服务行业中的医疗保险对该行业的质量竞争的影响。医疗质量是医疗服务行业的核心，关乎人们的生命健康，因此关于医疗质量的研究显得尤为重要。近年来，越来越多的研究者从产业组织理论的角度关注医院竞争。贝塔等（Berta et al., 2016）利用经验数据从实证上发现医疗服务行业竞争程度对医院的医疗质量并没有显著的影响，他们的解释是缺乏有关医院质量的公开信息变量。但理论分析结果显示医院竞争程度有利于医疗质量改善，因此文章的政策意义是有必要且迫切需要披露医院质量的有关信息，科学地制定医疗质量相关指标，便于患者正确选择医院就医。索马耶、侯赛因和迈克尔（Somayeh, Hossein & Michael, 2015）发现，消费者在购买医疗产品和服务时，更愿意选择购买高质量的医疗产品，这是由医疗产品的特殊性决定的。帕朗卡拉亚和勇（Palangkaraya & Yong, 2013）也研究了行业竞争对医院质量的影响，发现竞争对医疗质量既有积极的影响也有消极的影响，主要依赖于对医疗质量的衡量。有意思的是，泰（Tay, 2003）却认为，医疗质量和距离是患者选择医院的两个重要的决定因素。他强调医院竞争既要考虑质量竞争又要考虑距离竞争，患者会在质量和距离之间进行权衡；相反，他认为价格不是主要的因素。

补贴政策已广泛地运用于各行各业，然而补贴政策在不同的行业和领域会产生不一样的影响。比如，研发补贴有效地刺激创新投入，而投入补贴挤出私人支出；同时，补贴对不同行业产品的价格也会产生不同的结果。郑（Zheng, 2015）利用通信行业的经验数据，发现补贴对产品价格有消极的影响。相反，在医疗服务行业，封进等（2015）强调医疗费用补贴提高医疗服务价格。除此之外，有学者认为，在某些行业补贴政策是一种必要的手段。如熊等（Xiong et al., 2008）研究表示，对互联网企业实施补贴政策可以更好地促进行业的竞争。但是值得注意的是，补贴政策具有双面性，当补贴政策实施不恰当或者补贴过程中没有创新，则会直接影响企业利润。关于补贴政策对产品质量的影响这一主题也得到了很多学者的关注，但非常遗憾的是，鲜有文献研究医疗保险补贴与医疗质量之间的关系，关于医疗保险补贴的研究多数集中在医疗保险补贴对居民健康和医疗服务利用率的影响（胡宏伟、刘国恩，2012；Yu et al.，2010；Yip et al.，2009）。关于医疗保险补贴与医疗质量主题的研究缺少，最大的原因是难以对医疗质量进行衡量。

医院竞争程度也是影响健康的重要因素之一，因为竞争有利于提高医疗服务行业的医疗服务产品质量。许多国家（地区）的医疗卫生改革是鼓励引入社会资本加强医院间的竞争。因此，关于医疗竞争与医疗质量之间的关系研究受到越来越多的关注。同时，学界关于医院竞争的研究非常丰富，但关于医院竞争的文献主要集中于美国与英国市场。尽管在这两个国家的患者可以自由选择就医，但是美国的医疗价格和医疗质量是由医院决定的，排除65岁以上或者身体有严重残缺的人士。而英国的情况恰好相反，英国医院的医疗价格是被规制，医院只能决定医疗质量。已有很多研究强调了医院竞争对健康结果的影响（Kessler & McClellan，2000；Tay，2003）。加诺（Gaynor，2006）认为，研究医疗市场的关键问题是认清竞争的本质。许多理论文献和实证文献表明，医疗服务行业间的竞争影响医疗质量和社会福利。关于医院竞争的理论模型，大多数是基于 Hotelling 模型展开（Brekke，Siciliani & Staume，2008），现有的理论文献已明确表明，医疗服务行业的竞争改善医疗质量，并且提高消费者福利，而对社会福利的影响是模糊的（Ma & Burgess，1993；Calem & Rizzo，1995；Gravelle & Masiero，2000；Brekke et al.，2011）。可惜的是，类似的理论文献相对较少，而关于该主题的实证研究文献如雨后春笋般涌现出来。然而，实证研究关于医疗服务行业竞争与医疗质量之间的关系得出的结论也存在显著的差异。部分研究，其中包括凯斯勒和马克克莱兰（Kessler & McClellan，2000）及塔伊（Tay，2003）认为，医疗服务行业竞争与医疗质量呈积极的关系。凯斯勒和马克克莱兰（2000）利用城镇老年人住院患者心脏治疗方面的数据分析医院竞争的效应，数据跨期三个时间段，分别是1985年、1988年、1991年和1994年。他们利用普通最小二乘法估计方法估计医院竞争的效应，发现竞争可以产出更好的健康结果，具体表现在降低了医院30天的死亡率以及降低了治疗成本。塔伊（2003）利用急性心肌梗塞患者的数据且采用混合 logit 模型估计，发现医疗质量对患者的就医选择有非常重要的意义，且患者更愿意流向医疗质量更高的地方。上述研究主要是针对美国医疗市场患者的研究，也有很多文献研究了英国医疗市场中医院竞争对医疗质量的影响。如普罗佩等（Propper et al.，2004，2008）研究发现，急性心肌梗塞病人的死亡率与医院竞争存在负向关系。而库帕等（Cooper et al.，2011）则利用双重差分法研究了英国医疗竞争改革对死亡率的影响，发现改革后医疗市场更具有竞争力时死亡率下降了。盖博等（Gaybor et al.，2012）采用冠状动脉旁路移植手术方面的数据，研究患者就医自由程度对死亡率的影响。他们发现，当患者了解医院医疗质量的信息越多，可明显降低死亡率。陈和程（Chen & Cheng）在2010年的一篇文章中检验了医疗市场竞争对基于患者感知的医疗服务质量的效应研究，该研究采用的是以点数为准支付医疗费用的中国台湾卫生系统下患者数据，他们从患者的角度研究发现医疗服务质量与竞争程度非常敏感。同时，有部分学者（Gowrisankaran & Town，2003）认为，医疗服务行业的竞争与医疗质量之间有负向的关系，穆卡梅尔等（Mukamel et al.，2001）则发现，两者之间没有关系。但绝大部分学者认为，市场的竞争是加强医疗服务行业良性发展最有效的方式。

综上所述，我们发现研究者对医疗质量竞争的研究持有不同的观点，大部分认为医院竞争有利于医疗质量改善，同时也发现，研究者只是单方面地强调质量竞争的影响而忽略了价格因素。医疗保险补贴实质上是一种价格补贴手段，是一种间接的价格手段。本研究成果将综合考虑质量和医疗保险补贴对医院竞争和消费者的影响。

2.3.4　关于我国医疗体制改革的研究

我国的医疗体制改革涉及多方面，与本研究相关的医疗体制改革主要是医改的市场化道路，医保在改革中的作用以及鼓励社会资本办医。改革开放前，中国的卫生总费用相对较低，改革开放后，卫生总费用开始略高于世界平均水平。虽然医疗总费用的上升所带来的绩效非常明显，体现在我国居民的预期寿命在不断增长，同时婴儿死亡率在不断降低，但是总的医疗卫生系统的改善速度还处于缓慢的阶段，甚至比同等水平国家的医疗卫生体系改善更慢。在我国医疗体制改革中，存在的主要问题是医疗卫生费用过于快速增长，以及医疗保障体系尚未完善。王绍光（2005）通过问卷调查，分析了中国城市卫生保健筹资和服务利用的不平等，研究发现，在医疗保障体系不完善的情况下，以市场为导向的卫生体制改革不但没有解决医疗费用上涨问题，反而加剧了这一趋势。因此，完善和健全的医疗保障体系成了中国卫生改革的基石，深刻认识医保在推进卫生改革中的基础性作用成了重中之重。随后，不断有学者强调医保在新医改中发挥着关键作用。顾昕（2012）认为，新医改的核心在于建立一种医保机构集团购买医疗服务的新市场机制，即公共契约模式。这一模式的关键在于医保机构通过供方支付方式的新组合，建立一种全新的激励机制。同时，顾昕（2011）指出，公立医院补偿关键是医保付费改革。在公立医院，医院与医生之间存在着多任务的委托代理关系，医院依赖医生完成医院的公益性和经济性任务。郭科和顾昕（2015）通过理论建模发现，公立医院改革仅仅通过在医院内部管理来寻求最优多任务委托代理关系是行不通的。令人遗憾的是，绝大多数关于医保在新医改的作用的研究停留在专家经验层面，而针对医保在新医改中的作用提出具体方案的研究甚少。因而本研究将尝试着提出具体的公立医院改革补偿机制，从而清晰、明确地探讨医保在医改中的作用。

自 2010 年以来，我国鼓励社会资本办医的政策方向明确。鼓励引入社会资本办医与公立医院形成竞争关系，有利于提高我国医疗资源的公平性和效率。国内外学者在实证和理论上验证公立医院与民营医院之间的竞争会带来一系列的好处。中国学者认为，民营医院进入医疗市场有利于降低医疗成本，而且也会迫使公立医院让步，降低其医疗费用（李林、刘国恩，2008）。在国外，针对医疗市场竞争的研究颇多，这也跟国外的医疗市场竞争的成熟度有关。艾格莱斯顿和伊普（Eggleston & Yip，2004）从实证和理论上研究了在价格管制背景下公立和民营医院的竞争格局，并且探讨了医疗保险制度对医疗价格的影响。

综上所述，推动公立医院改革主要有两种途径：一是公立医院内部机制的改革，并且强调医保在公立医院改革中的关键作用；二是公立医院与民营医院的竞争可提高整体社会福利。结合这两方面的研究，本书将尝试着探讨医保对医疗服务行业竞争的影响以及建立公立医院补偿机制设计，构建利益共同体，推动城市公立医院改革。

2.4 医生人力资本与医疗服务水平相关的文献综述

2.4.1 医生人力资本的虹吸效应研究

医疗质量是影响患者就医的关键因素。已有很多学者通过丰富的研究证实了患者为了获取更好的医疗质量不惜交通成本、时间成本和金钱成本

（Chandra & Finkelstein，2016）。然而，患者以医疗质量为核心选择医院就诊，造成"大医院门庭若市，基层医疗机构门可罗雀"的现象。大量理论和实证文献认为，市场竞争可以改善医疗质量（Croes & Krabbe - Alkemade et al.，2018；Gravelle & Masiero，2000）。从上述文献来看，医疗质量对医疗市场配置起着决定性作用，更重要的是，影响医疗机构医疗质量的关键因素是医生的人力资本（Hsieh & Tang，2019；Zhu & Li et al.，2016）。谢和唐（Hsieh & Tang，2019）根据中国的医疗数据检验了医学教育对医疗服务分配以及医疗市场效率的影响。研究发现，高学历的医生流向了城市优质医院，从而导致患者大部分会选择大医院就诊。而且，国内外已有相关研究发现，医生的人力资本（教育程度）的降低导致低质量的诊断决策与差的健康产出（Chandra & Finkelstein，2016）。医生人力资本结构对医疗资源配置有着重要的作用，因此，人力资本结构失衡对医疗服务错配的影响机制分析值得进一步关注。

上述研究强调医生人力资本是衡量医疗质量的关键因素，而医疗服务在患者与医生之间存在严重的信息不对称问题，因此，患者不管大病小病倾向选择医疗质量高的医院就医。但遗憾的是，上述研究缺乏从微观层面提供医生人力资本引发医疗服务错配效应的实证证据。

2.4.2 医生人力资本对医疗服务的影响研究

关于医生人力资本与就医可及性文献主要从两个方面展开。其一，从就医可及性对医疗资源配置的影响。就医可及性主要体现在两方面，一是就医距离缩短，二是医疗资源空间分布密度提高。随着我国交通基础设施的改善，人们的就医可及性不断提高，对高质量的医疗资源需求更强烈（Chandra & Finkelstein，2016）。国内外针对就医距离究竟控制在多大范围以实现医疗服务的充分利用进行了详细研究。一些学者从医疗服务利用的角度分析距离衰减效应，并通过比较就医距离和医疗服务利用之间的关系，最终寻求最佳医院的布局（李玲等，2014）。也有学者使用两步移动搜索法等量化方法对医疗资源最优空间布局展开了详细探讨（柳泽等，2017；邓丽等，2015）。蒋翠珍等（2019）研究最佳就医距离与医疗公平及非理性医疗行为，并指出应该保障城乡居民在 4 公里范围内享受基本医疗卫生服务。另外，远距离医院患者通常伴随着更高级别医院（吴文琪等，2018）、更长住院时间（Smith & Wright et al.，2007；Teke & Kisa et al.，2004）和更高的处方药概率（Miclutia & Junjan et al.，2007）等。上述研究重点关注了就医距离对患者就医行为的影响。遗憾的是，尚未有研究从医疗资源方面探讨就医可及性对医疗服务错配的影响。本书将就医可及性界定为医疗资源的可及性，具体指的是地区人均卫生技术人员，地区人均床位数，数据涉及某省183个行政区域。地区医疗资源越丰富，意味着患者就医可及性越高，则患者追求高质量的医疗资源门槛降低，引发较高的医疗服务错配。

其二，医生人力资本与就医可及性的互补关系。医疗资源可及性和医生人力资本是医院提供医疗服务的两种关键投入要素。研究者发现，医疗资源空间分布密度越来越大（柳泽等，2017；邓丽等，2015），患者的就医可及性越高，人们追求高质量的医疗服务需求越强烈（Chandra & Finkelstein，2016）。在前面研究论述中，医生人力资本是决定医疗质量的关键因素。意味着就医可及性越高，患者对高级别医生的追逐需求越高，导致更多的患者向上集中，忽视基层医疗机构，医疗服务错配程度加重。因此，就医可及性增强医生人力资本的医疗服务错配效应。令人遗憾的是，在过往研究中并没有明确就医可及性与医生人力资本形成互补，且未涉及医疗服务错配的研究。

2.5　分级诊疗政策评估研究

分级诊疗制度主要是依托于调整患者的首诊选择，一方面，缓解大医院诊疗拥挤，实现多层级医疗资源均衡利用；另一方面，可以降低居民家庭的医疗经济负担。从现有研究来看，影响患者就诊选择的因素主要有三种：一是医疗费用的变化，包括医疗支出与医疗保险报销比例；二是医疗资源供给；三是医疗信息的不对称。

医疗费用影响医疗服务需求的一个重要研究角度是考察医疗支出与收入之间的关系。现有文献对医疗服务属于奢侈品还是必需品进行了研究。格德瑟姆（Gerdtham，1992）运用面板数据估计对20个OECD国家1960～1987年的数据进行评估，认为医疗服务属于奢侈品。格特泽（Getzen，2000）则认为，关于医疗服务的商品性质的争论主要来源于未能明确规定分析的级别，医疗服务对于国家来说是奢侈品，而对于个人来说则属于必需品。当前，我国的医疗保险基本实现了全面覆盖。在此背景下，张颖熙（2015）支持城镇居民医疗支出的收入弹性小于1，但是当人均政府医疗保险支出进入高水平区间后，居民医疗支出的"收入效应"则会得到进一步提高。

基本医疗保险保障的提高能够改善居民健康状况，但差异化的医保报销比例却不能有效影响患者就医层级选择，高秋明和王天宇（2018）认为，基层医疗报销比例的提高可以提高基层首诊的倾向，但该政策效应不足以抵消城镇化等自然趋势引发的向上集中。李海明和徐颢毓（2018）也认为，医疗保险政策的影响存在城乡差异。

医疗资源供给主要讨论不同层级医疗机构的资源配置、医疗服务质量以及医师质量对首诊选择的影响。宋雪茜等（2019）指出，由于医疗资源的聚集作用大于扩散作用，上层医疗资源水平提升会导致基层医疗资源的流失，层级间医疗资源配置不匹配。申曙光（2016）同样指出，大医院与基层医院存在业务竞争，医疗服务存在重叠，同时基层服务能力不强等原因阻碍着分级诊疗的实施。李海明和徐颢毓（2018）认为，城镇居民对于价格因素不敏感，在存在基层医疗质量偏低的情况下，很可能放弃医疗保险报销，自费前往高质量的医院就诊。钱德拉（Chandra，2016）同样表示，拥有更高资源投入的医院在患者看来同样具有更高的医疗服务质量。钱等（Qian et al.，2010）研究表明，私立诊所是低消费能力家庭的重要医疗来源。谢和唐（2019）认为，中国多层次的医学教育体系导致了不同学历（技术水平）的医师在地理上分布的不均匀。

信息作为影响消费者决策的重要因素，在医疗就诊选择上的作用不容小觑。阿罗（1963）通过引入不确定性到医疗卫生领域，搭建了医疗市场及行为的经济学框架，并认为疾病发生和诊疗的不确定性风险是诱发医患之间信息不对称的原因。格罗斯曼（1972）认为，受教育程度越高的居民会需要更多的高质量医疗服务。在互联网发达的今天，刘宸和周向红（2017）指出，互联网医疗信息溢出引发了个体就诊选择的两极分化，突出表现为自我诊疗以及高等级医院对基层医疗机构患者的分流，即由于信息技术的发展，患者获取信息的能力增强，在其选择就诊时会更多地倾向于选择高等级医院，绕开了基层医疗机构。

就诊选择还与很多其他因素相关，如技术进步因素、政府干预因素、人口结构因素等。王文娟和曹向阳（2016）使用了医院急诊病死率指标以衡量技术进步。聂等（Nie et al.，2020）指出，当诊疗费用较高时，较低的政府补偿会降低患者的就诊意愿。余央央（2011）发现，城镇老龄化显著提高了医疗卫生支出。

2.6 公立医院改革研究

2.6.1 医疗改革政策的影响

2010年2月，《关于公立医院改革试点的指导意见》公布，自16个城市被选定为公立医院改革试点城市开始，公立医院改革试点就开始有序推进（王俊和王威，2013）。我国深化医药卫生体制改革，是深入贯彻落实科学发展观的重大实践行动，是维护十几亿人民健康福祉的重大民生工程，也是协调推进经济社会建设、扩大内需的重大发展工程（李克强，2011）。

为保障和增进公民健康，很多国家和地区采用公立医院这种制度安排。中国也不例外，我国医疗卫生事业都是由政府主导建设的，国内的国有医院占比高达90%以上，可以说公立医院是我国医疗机构的主体部分，并且承担着全国人民的基本医疗服务的责任，其最大的特点就是公益性，即公立医院是不以营利为目的的。我国公立医院具有公益性质并且作为非营利性事业单位，承担着重要的社会责任，为大多数居民提供基本的医疗服务。然而，在市场经济体制改革的大环境下，公立医院改革处于被动适应状态，逐利成为最佳选择。公立医院逐渐偏离公益运营轨道，问题和矛盾日益突出（伍凤兰和申勇，2016）。公立医院改革的目标是实现医院的公益性，让老百姓看得起病，解决"看病难、看病贵"的问题（熊季霞和徐爱军，2010）。而逐利机制是我国公立医院诸多问题的总根源，破除逐利机制是公立医院改革的关键。逐利机制不是公立医院自主追求的结果，而是政府一系列政策选择的意外结果（钟东波，2015）。

公立医院改革是政府履行对公众健康责任的制度安排，其改革的根本目标就是更好地为患者服务。朱锦和王萱萱（2019）选择芜湖和三明市各一家市级公立医院作为样本医院研究，得出结论：不同政策的实施效果可通过患者体验现状差异反映，多项政策影响医疗服务效率，控费政策协同降低医疗费用效果显现，医患关系良好与多项政策有关。在医保基金支出和个人负担的影响方面，刘晓婷和惠文（2015）对浙江省的省级公立医院补偿机制改革进行实证分析，发现改革后省级医院综合补偿率为134%，大大高于政策规定的90%；省级医保基金支出和参保者个人负担都显著增加，并没有达到医药费用"总量控制"的目标。马伟杭和王桢（2015）

研究浙江省公立医院发现，改革后部分医院的门诊次均手术费用明显增长，从侧面说明各医院越来越重视门诊小手术的开展，以往需要住院手术的病例，如条件允许在门诊完成，提高了医院服务效率，也在一定程度上减轻了患者的负担。另外，改革后，一些轻症的病例、慢性病、低级别的手术开始被分流到下级医院，城市医院与社区卫生服务机构的合作也在深化。

公立医院改革是深化医药卫生体制改革的关键环节，而公立医院医务人员是参与改革的主力军，但长期以来医务人员工资薪酬待遇比较低，与他们的劳动价值严重不匹配，广大医务人员的积极性难以保护和调动，同时导致不正之风和腐败行为的发生。为进一步深化公立医院改革、充分激发广大医务工作者的积极性和创造性，当前迫切需要加快建立符合医疗服务行业特点的公立医院医务人员薪酬制度（唐敏，2015）。王延中和侯建林（2015）认为，公立医院薪酬制度对于医疗服务提供、利用及卫生费用具有广泛而重要的影响，应该成为我国公立医院改革所关注的核心内容之一。我国公立医院绩效薪酬改革随着社会经济和医院自身发展的不断变化而变化，RBRVS[①] 和 DRG[②] 较符合目前我国绩效薪酬改革大趋势，但切忌盲目套用，顶层设计和动态调整必不可少（仇媛雯和贲慧，2019）。张潘（2017）通过三明市公立医院的研究，建议建立合理的博弈和市场竞争机制，提供流通领域和使用领域的"议价"机制成为关键。另外，采用年薪计算工分制，未来发展中工分贬值的问题也需要引起重视，这种与支付方式改革相类似的绩效计算技术，随着医保支付方式改革的推进，医保对医院的支付必然产生影响，未来如何将两者有机地结合也将成为一个重要的研究方向。

2.6.2　公立医院改革效益

医疗改革是一项宏观而复杂的工程，需不断调整各项政策以探索适合我国国情的医改道路（徐元元，2014）。

---

① 以资源为基础的相对价值比率（resource based relative value scale，RBRVS）是以资源消耗为基础，以相对价值为尺度，来支付医师劳务费用的方法，主要是根据医师在提供医疗服务过程中所消耗的资源成本来客观地测定其费用。

② 疾病诊断相关分组（diagnosis related groups，DRG），是用于衡量医疗服务质量效率以及进行医保支付的一个重要工具。DRG 实质上是一种病例组合分类方案，即根据年龄、疾病诊断、合并症、并发症、治疗方式、病症严重程度及转归和资源消耗等因素，将患者分入若干诊断组进行管理的体系。

有的在重大体制机制改革和服务体系建设方面锐意创新、大胆探索，有的在便民惠民措施方面真抓实干、亮点频出，有的围绕调动医务人员积极性、鼓励多元化办医等方面认真履行、扎实推进。总体来说，改革取得了一定的进展、获得了一定的成效、积累了一定的经验。但是，改革中仍存在不少困惑，体制机制改革未形成统一趋势、调动和保障医务人员积极性的机制亟待建立、医疗费用控制效果仍不明显，这些都为公立医院改革提出了挑战（方鹏骞和李璐，2012）。

蒋海泥和王留明（2018）探讨了新常态下公立医院发展所面临的挑战：规模效应逐渐消失，公立医院需要保持公益性，医疗控费新常态；提出了为应对时代变化公立医院发展的新思路：准确把握医院发展定位；实施价值导向型医疗；强化医院内控制度；建设大数据时代下的医院智能化信息平台。

2.6.3　卫生财政支出的测度与应用

对医疗卫生财政支出效率的测算基本采用前沿效率分析方法，即通过已知投入与产出的组合，计算出效率的前沿面，并且选用真实观察值与效率前沿面的距离来反映个体的无效率水平。

非参数估计方法主要是以数据包络分析方法（data envelopment analysis，DEA）为代表。该方法可以用于多项投入与多项产出的效率评估，不受投入产出量纲的影响，规避联立方程偏差和方程设定偏误等计量问题，更适用于复杂系统多投入多产出的效率计算（陈诗一和张军，2008）。从现有文献来看，DEA 方法在计算财政支出效率方面得到了广泛应用（Borger & Kerstens，1996；颜鹏飞和王兵，2004；张宁，2006；王文嘉和张屹山，2014；张协奎和杨林慧，2012）。参数估计方法主要以随机前沿方法（stochastic frontier approach，SFA）为代表。该方法使用计量回归方程构建前沿函数，并将误差项分为噪声部分和无效部分，不仅可以对估计结果进行统计检验与推断，还能较好地排除随机因素对结果的干扰（Battese Coelli，1992）。鉴于其相对优势，在财政支出效率的相关研究中，SFA 方法也深受青睐（迟国泰，2005；唐齐鸣和王彪，2012；邵金菊和王培，2013）。

2.7 我国医疗服务发展介绍

2.7.1 我国医疗卫生费用状况

从图 2 - 1 可知,自 2009 年新医改实施以来,我国医疗卫生总费用急速上涨,主要原因是医疗保险全覆盖政策实施极大地刺激医疗需求。截至 2015 年,我国医疗卫生总费用达到 40 974.64 亿元,占 GDP 比重为 6.05%。从上面的趋势图可看出,医疗卫生总费用占 GDP 比重的增长速度远不如卫生总费用的增长速度。随着经济的增长,我国医疗市场容量还将进一步快速扩大。

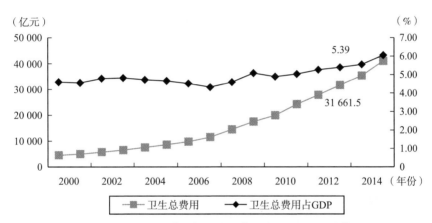

图 2 - 1 卫生总费用与卫生总费用占 GDP 比重趋势

资料来源:2016 年中国卫生统计年鉴。

从图 2 - 2 可知,随着国民经济的快速发展,农村居民和城镇居民的人均医疗保健支出在逐年增加,但两者的差距却在加大。首先,城镇居民人均医疗保健支出在 1990 年为 25.7 元,而农村居民的人均医疗保健支出为 19 元,两者相差只有 6.7 元;经过 22 年后,农村居民的人均医疗保健支出在 2012 年为 513.8 元,城镇居民的人均医疗保健支出达到 1 063.7 元,两者差距越来越大。从现有的数据来看,虽然城镇居民的人均医疗保健支出远高于农村居民,但是从中国的人口情况来看,中国农村人口仍占据总人口一半,未来农村居民的医疗保健市场将迎来快速的扩张。其次,说明农村居民医疗支出负担比城镇居民重,未来国家医保政策应更多地偏向农村居民，2017 年初实施的城乡居民医疗保险结合正是体现了农村居民医疗保障将进一步提高。

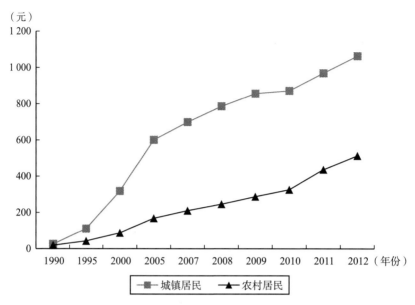

图 2 - 2　城镇居民与农村居民的人均医疗保健支出

资料来源：2016 年中国卫生统计年鉴。

2.7.2　我国医院与基本医疗保险发展状况

1. 医院与基层医院的基本介绍

医疗卫生机构分为医院、基层医疗机构、专业公共卫生机构、其他机构四类，但主要以前两种为主，所以本研究的对象只包括医院与基层医疗机构。医院包括综合医院、中医院、中西医结合医院、民族医院、各类专科医院和护理院，其中综合医院的医疗资源占据医院绝大部分。基层医疗卫生机构包括社区卫生服务中心、乡镇（街道）卫生院、村卫生室、门诊部、诊所。其中，社区卫生服务中心在基层医疗卫生机构中占主导地位。

表 2 - 2 是我国医院与基层医疗机构 2010～2014 年的医疗服务量及其医疗质量数据。体现医疗服务量的指标是诊疗人次数与入院次数；衡量医疗质量的指标是病床使用率和平均住院日。从表中的数据可看出，新医改后无论是医院还是基层医疗机构的诊疗人次数都是在稳步上升，但很明显的是医院的就诊人次数的增长率高于基层医疗机构。医院的诊疗人次数快速增长，一方面说明居民的医疗需求在快速释放，另一方面说明患者的就

医选择更偏向去大医院，而不选择去小医院。由于人们对自身健康的格外注重，即便是患者得小病，比如感冒之类的疾病，也是前往拥挤的大医院就诊，这无疑使得整个医疗资源使用极度不均匀。理想的状况是小病首先在小医院就诊，在小医院无能力解决的情况下可转诊大医院。大医院的主要职责是承担疑难杂症疾病的治疗。2014年医院的就诊人次数增长率为8.4%，而基层医疗机构的诊疗人次数的增长率仅有0.9%；从入院次数来看，2014年医院的入院次数是在逐步增加，而基层医疗机构的入院次数增长率却是负的。由此可见，新医改后医疗需求的暴增大部分是集中在医院，居民不管大病还是小病都是前往医院就诊，而不是先在基层医院就诊，所以看病贵、看病难的现象自然难以消除。

表 2 - 2　　　　　　医院与基层医疗机构的医疗服务量及其医疗质量

年份	诊疗人次数（万）		入院次数（万）		病床使用率（%）		平均住院日（天）	
	医院	基层	医院	基层	医院	基层	医院	基层
2010	203 963.3	361 155.6	9 524	3 950	86.7	56.1	10.5	10.4
2011	225 883.7	380 559.8	10 755	3 775	88.5	54.4	10.3	10.2
2012	254 161.6	410 920.6	12 727	4 254	90.1	55.5	10.0	10.1
2013	274 177.7	432 431.0	14 007	4 300	89.0	57.0	9.8	9.8
2014	297 207.0	436 394.9	15 375	4 094	88	55.6	9.6	9.9

资料来源：2015 年中国卫生统计年鉴。

另外，从病床使用率和平均住院日来看，医院的病床使用率从 2010～2014 年呈现出一个倒 U 型的趋势，可能的解释是近年来民营医院的快速发展，出现了大批优质的民营医院，无论是服务还是医疗质量方面都胜过公立医院，所以导致医院整体的病床使用率降低。而基层医疗机构的病床使用率仍然处于一个稳定的状态，这是由于基层医疗机构受本身医疗技术的约束，无法承担更多的入院服务。但是从平均住院日来看，基层医疗机构的平均住院日在逐步降低，说明近年来基层医疗机构也在不断地改善其医疗质量和运营效率。

2. 公立医院与民营医院的基本介绍

虽然民营医院的机构数已超过公立医院机构数，但是我国医疗资源主要集中在公立医院。从表 2 - 3 公立医院与民营医院的医疗服务量及医疗质量中的数据可知，2010～2014 年诊疗人次数与入院次数一直保持着快速的增长，而且民营医院的诊疗人次数与入院次数的增长率大于公立医院，同时发现民营医院的平均住院日明显低于公立医院。一方面说明民营医院的市场份额在不断增加，另一方面说明越来越多的民营医院的医疗质量与运营效率比一些公立医院好。

随着收入的提高以及商业保险的发展，居民的就医选择有了新的改变。民营医院已与公立医院形成有力的竞争关系，民营医院的大力发展对推动公立医院的改革具有深远的影响。

表 2 - 3　　　　　　　公立医院与民营医院的医疗服务量及医疗质量

年份	诊疗人次数（万）		入院次数（万）		病床使用率（%）		平均住院日（天）	
	公立	民营	公立	民营	公立	民营	公立	民营
2010	18 738.1	16 582.2	8 724.2	799.5	90	59	10.7	8.4
2011	205 254.4	20 629.3	9 707.5	1 047.3	92	62.3	10.5	8.5
2012	228 866.3	25 295.3	11 331.2	1 396.3	94.2	63.2	10.2	8.3
2013	245 510.6	28 667.1	12 315.2	1 692.3	93.5	63.4	10	8.4
2014	264 741.6	32 465.4	13 414.8	1 960.3	92.8	63.1	9.8	8.4

资料来源：2015 年中国卫生统计年鉴。

3. 我国医疗保险制度的发展历程

表 2 - 4 描述了我国基本医疗保险制度的发展历程。我国医疗保障水平发展较晚，基本医疗保险从 1998 年底才正式启动，首先确定的是城镇职工医疗保险。其次，2003 年建立了新型农村合作医疗制度，标志着巨大的农村人口有了基本的医疗保障。直到 2007 年才将城镇居民纳入基本医疗保险对象中，意味着正式完成三项基本医疗保险的确定。三项基本医疗保险发展至今，已覆盖将近 14 亿人口，居民不仅享有医保待遇，且医疗保障水平逐年提高。

表 2 - 4　　　　　　　我国医疗保险制度的发展历程

时间	事件
1951 年 2 月	《中华人民共和国劳动保险条例》的颁布标志着劳保医疗制度的确立
1952 年 6 月 27 日	发布《关于全国各级人民政府、党派、团体及所属事业单位的国家工作人员实行公费医疗预防的指示》，标志着公费医疗制度建立

时间	事件
1998 年 12 月 14 日	《国务院关于建立城镇职工基本医疗保险制度的决定》的颁布标志着中国进入了基本医疗保险新阶段，该文件的颁布具有划时代意义。该文件的主要内容是强制规定城镇各类职工参加基本医疗保险；规定保费由单位与个人共同缴纳；医疗费用报销规定了起付线、共付比例、封顶线，同时建立统筹基金与个人账户相结合的制度模式
2003 年 1 月	《关于建立新型农村合作医疗制度意见的通知》提出，建立新型农村合作医疗制度，简称"新农合"。这标志着数亿农民无医保的历史从制度上宣告结束。新农合与传统农村合作医疗的根本区别在于实行政府补助与家庭缴费相结合的筹资方式
2007 年 7 月 10 日	《国务院关于开展城镇居民基本医疗保险试点的指导意见》发布，这标志着基本医疗保险的最后一块空白——城镇非从业居民的医疗有了保障。从此我国新型基本医疗保险制度基本健全，实现制度全覆盖

2.7.3 四种医疗保险模式在各国的改革实践

1. 免费型医疗保险制度

免费型医疗保险制度主要代表国家是英国，1948 年英国开始实施医疗保健体系（简称 NHS），为全体居民提供平等的医疗健康服务是该医疗保障体系的宗旨。在指定的医疗服务机构可以享受免费医疗的对象是所有在英国有居住权的居民，当然免费医疗服务不包括牙医和眼科服务。国家财政预算是该医疗保险制度资金的主要来源，占总资金的 81%，剩余 29% 的资金主要来源于国民保险税和医药费、慈善机构捐赠等。资金筹集和资源分配的公平性是 NHS 的最大优势，同时也使 NHS 成为欧洲最大的公费医疗机构。1989～1996 年，英国政府持续对该模式进行"内部市场"改革，主要举措包括：将公共医疗卫生服务的提供者与筹资者分开，以让服务的消费者拥有更广泛的选择空间，提高公立医院的医疗服务质量，管理体制引入竞争机制。

2. 社会医疗保险模式

前文在介绍社会医疗保险时已提到社会医疗保险模式经过上百年的发展和变革，其运行已较成功。1990 年以来，奥地利、比利时、法国、德国、卢森堡、荷兰、瑞士以及以色列等采用社会医疗保险模式的国家针对医疗保险体系存在的问题，采取了一系列的改革措施。

（1）疾病基金方面，要求专业管理并重建了监管机制。2001 年荷兰修正法案，法案修正了疾病基金法案管治下管理机构的作用、部门组成及运行程序，并且建立了医疗保险监管委员会。

（2）扩大参保人群。奥地利于1998年开始将兼职员工以及将没有职业执照且年收入高于规定水平的自营业者纳入社会保障。2000年法国推行全民医疗保险，首先，规定以居住地而非职业为标准来提供医疗保险，向贫困人口提供免费的补充性医疗保险，实现所有居民享有公共强制医疗保险；其次92%的居民可选择性享有私人补充医疗保险。1995年以色列推行《国家医疗保险法》，实行强制性全民医保，疾病基金规定对拒绝申请或进行风险选择行为是非法的。1994年荷兰的保险基金增加了低收入老年人口对疾病基金的可及性。

（3）实施疾病基金的自由选择机制。1992年荷兰允许参保人员自由选择疾病基金。从1996年在德国大多数参保人员可以自由选择疾病基金。

（4）资金征缴中央化。以色列1995年的《国家医疗保险法》规定，中央筹集疾病资金。

（5）修正保费的计算方法、扩大缴费的收入基础，增加保费收入。1998年，比利时将部分公共医疗保险筹资从以工资为基础的社会缴费转变成一般的收入税，以所有收入来源（工资、金融收入、房地产收入）为基础征税。

（6）基金的统筹和分配。1996年起，德国实行风险补偿计划在疾病基金间进行资金再分配。瑞士在1996年开始在各区域内的基金或保险公司之间实行风险结构补偿。

（7）扩大保障范围至长期护理。1993年奥地利推出新的全面的长期护理保险制度。德国1996年建立了法定长期护理保险。1998年卢森堡将保障范围涵盖了长期护理费用，老年人及身体或精神疾病者的保险项目涉及家庭及机构护理服务、康复、家庭援助、护理设备、心理咨询以及其他支持。

（8）对医疗服务提供者支付方式等进行管制。1997年奥地利在医院实行以绩效为基础的类似按病种付费的补偿制度。比利时1994年在处方上设立条形码，识别每位医师的处方行为，以此来检查和控制药品的过度使用。德国从2003年起实行按病种付费支付方式。以色列1991年为重大治疗程序建立了按病种付费的预付方式。1992年卢森堡开始实行医院预算制。荷兰1991年对药品实行参考价格制度。2001年荷兰规定如果处方没有明确要求，药剂师应该选择非商品名的药物，推动普通药品的使用。

（9）实行增加患者共付费用以达到控制医疗费用的目的。1994年比利时提高了共付费用比例。荷兰于1997年推出大众共同保险计划，参保人须支付所获得服务费用的20%（与全科医师服务、牙科以及产科服务相关的费用除外）。

总的来说，提高医疗服务质量，扩大医疗保险覆盖，提高医疗服务效率是社会保障制度的发展和改革措施遵循三大基本原则。

3. 自愿保险模式

美国历届总统自 20 世纪 30 年代来关于医疗政绩有一个共同点，即是要实现全民医保，遗憾的是历届美国总统都没有实现该目标。其中，克林顿政府的全民健康保险计划反对者认为不需要以政府资助的全民医保来解决 15% 无医疗保险居民的医疗健康问题，他们认为这个问题应该由政府干预来解决。2010 年 3 月，奥巴马倡导的医疗保险改革方案在参、众两院通过，标志着该医疗保险方案正式成为法律。奥巴马的医疗保险改革方案主要目标是扩大医疗保险的覆盖面，降低医疗成本，提高医疗服务质量和效率。该方案的具体措施体现在以下几个方面。

（1）扩大医疗保险覆盖面的主要举措有：扩大政府医疗保障计划的范围，覆盖更多的弱势群体。从家庭角度，2014 年开始年收入低于 2.9 万美元的四口之家可以申请加入政府提供的联邦医疗救助计划；年收入低于 8.8 万美元的家庭将得到政府的医保补贴。从企业角度，保险制度强制要求大中型企业为职工购买医疗保险，或对职工购买的商业医疗保险提供一定的补贴，否则政府将按每名员工 2 000 美元对企业施以罚款；同时针对为职工提供医疗保险的小企业，政府以退税的形式予以其补助。① 从保险机构角度，2010 年起加强对保险业的监管，该法案禁止保险公司因投保者自身存在的健康问题而拒绝承保，或抬高保险费。

（2）降低成本，提高效率原则所采取的主要措施包括：推广标准化的电子医疗信息系统，利用信息技术来传播有关价格和质量的信息，增加医疗消费透明度；对医疗机构"打包"支付费用，包括住院费用以及出院后的护理费用及家庭保健费用，进而促进预防保健和慢性病的治疗，激励医疗机构提高服务质量；政府为雇主提供再保险；对医药企业和保险公司等医保行业增加税收和减少投入。事实上，该方案的实施本质是要加大财政投入，无疑大大加重了美国的财政压力，因此成功实施该医疗方案也是困难重重。

4. 强制储蓄保险模式

储蓄医疗保险制度的代表国家是新加坡。新加坡的强制"医疗储蓄"

---

① 美医改方案终获财经－腾讯网－《网络（http：//finance. qq. com/a/20100325/000779. htm）》。

（medisave）于 1984 年开始实施，是一种强制性的专项储蓄制度。该保险制度旨在帮助新加坡居民建立支付自己的医疗费用，尤其是老年时期的高额医疗费用的医疗专项资金。根据新加坡法律规定，每个从业人员必须根据年龄缴费，由雇主和雇员各承担一半。35 岁以下的从业人员按照个人收入的 6% 缴费，月最高缴纳金额为 360 新元；35～44 岁的比例为 7%，最高 420 新元；45 岁以上为 8%，最高 480 新元。月收入超过 6 000 新元的自雇从业人员也必须缴纳医疗储蓄金，储蓄金额以年 72 000 新元为上限。自 1998 年起，缴纳比例开始根据自雇从业人员的年龄分档，类似于单位雇用职工的缴纳比例，只是自雇从业人员需要自行支付雇主缴纳的部分储蓄金。

病人在任何一家医院发生的住院费用和少数昂贵的门诊费用都可以从自己的储蓄账户中进行支付，可由直系家庭成员共同使用。住院费用由国家、医疗账户和个人三者分担。保险储蓄账户归个人所有，提取使用受到严格限额，针对不同类型的治疗，可支取的医疗费用上限为 150 新元至 5 000 新元，超额部分由个人支付。

新加坡形成了独特的以纵向个人积累为核心，辅以横向社会统筹的医疗保险模式。主要源于新加坡特有的国情，新加坡是个典型的小型富国，国民受教育水平和收入水平均较高，人口结构相对年轻，国民具有储蓄和自我负责的传统，这些都是保障该制度顺利运行的重要环境因素。

2.8 国际经验

2.8.1 国际卫生费用与我国医疗卫生费用比较

目前各国的医疗保险模式主要是免费型医疗保险制度、社会医疗保险模式、自愿保险模式等。为了对比中国卫生费用与国际卫生费用，本研究选取英国、德国、美国等代表性国家作为样本。全球指的是全球 264 个国家的人均医疗卫生支出的平均水平；NHS 指的是英国国家医疗服务体系，这个体系一直承担着保障英国全民公费医疗保健的重任。NHS 带有社会福利性质，持有 6 个月以上英国签证的外籍人员均可以享受这项福利政策；社保（德国）指的是实施社会医疗保险较为成熟且成功的德国；市场化（美国）指的是实施自愿保险模式的美国，美国的医疗保险是完全市场化。

从图 2 - 3 可知，中国的人均医疗卫生支出处于最低水平，且远远落后于市场化的美国，甚至低于全球平均水平。从人均费用的涨幅来看，实施自愿保险模式美国的人均医疗卫生支出是最大的。但是，结合图2-4个人自付的医疗卫生支出占总医疗卫生支出比重，可发现美国的个人自付比例远远低于中国个人自付比例，英国的医疗服务体系中其个人医疗支出自付比例是最低的，说明从目前来看，中国的个人医疗卫生支出比例虽然在逐年降低，但是与其他国家相比，个人医疗卫生支出负担还是过于沉重。检验一个国家的医疗卫生体系成功的标准之一是降低个人医疗卫生支出，减轻居民看病负担，从而保障居民健康。中国的医疗保障制度主要是以基本医疗保险为主，商业健康保险为辅。近年来，中国政府在医疗卫生方面的财政投入急剧增加，随着基本医疗保险全覆盖以及医疗保障水平的增加，很多地方的医保基金已经出现严重的亏损现象，因此鼓励居民购买商业健康保险来逐步分担政府的财政压力，同时也可以降低个人医疗卫生支出。

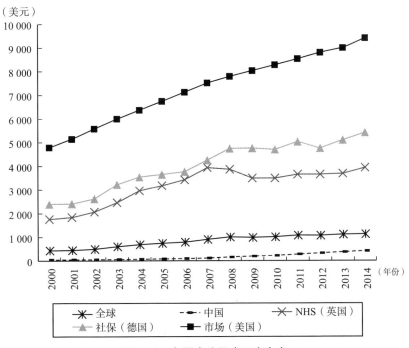

图2-3　各国人均医疗卫生支出

资料来源：世界银行（World Bank）。

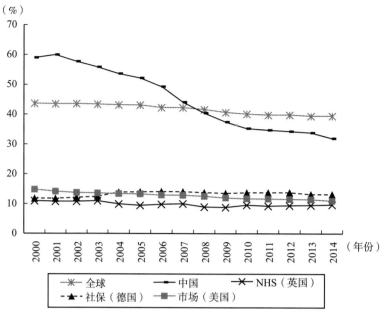

图2-4 个人自付的医疗卫生支出占总医疗卫生支出比重

资料来源：世界银行（World Bank）。

2.8.2 卫生筹资体系在各国的实践

卫生总费用的构成反映的是卫生筹资的构成结构。从卫生保健筹资和提供系统在各国的经验看，不同国家在不同经济发展阶段，伴随着卫生系统的不同结构，呈现出不同的规律（见表2-5）。

表2-5 卫生保健筹资和提供系统在不同经济发展阶段的进展

筹资来源	阶段 I (三联系统)		阶段 II (筹资与提供分离)	阶段 III (全民覆盖**)
	贫困（少于1 800美元）*	低收入（1 800~4 800美元）*	（5 000~12 000美元）*	（大于12 000美元）*
一般性税收筹资和捐赠	公共卫生、预防政府卫生设施（诊所、医院）（50%~60%）	（40%~50%）	公共卫生服务（20%~40%）	国家卫生服务（英国、新西兰）医疗账户和大病保险（新加坡）
社会保险	只向城市公务员提供	（10%~20%）	社会保险（直接或间接提供）（30%~60%）	国家卫生保险（加拿大、澳大利亚）俾斯麦式社会保险（德国、日本）

筹资来源	阶段 I （三联系统）		阶段 II （筹资与提供分离）	阶段 III （全民覆盖**）
	贫困（少于 1 800 美元）*	低收入（1 800 ~ 4 800 美元）*	（5 000 ~ 12 000 美元）*	（大于 12 000 美元）*
私人保险	可以忽略	（5% ~ 10%）	私人保险 （15% ~ 40%）	管理保健和 老年人医疗保险 （美国）
个人支付	私人医院和诊所		自己支付 （15% ~ 25%） 土耳其、智利、墨西 哥、阿根廷、巴西、 黎巴嫩、委内瑞拉、 泰国、马来西亚	自己支付 （15% ~ 25%）
	（35% ~ 45%） 尼日利亚、坦桑 尼亚、肯尼亚、 孟加拉国、印度	（20% ~ 40%） 中国、埃及、厄 瓜多尔、菲律宾、 印度尼西亚		

注：* 人均 GDP，1997 年购买力平价；** 除美国和中国香港。

资料来源：Hsiao C. W. What should Macroeconomicsts know about health care poling：A primer [M]. 2000.

（1）在低收入国家，政府通过税收能够筹集到 40% ~ 60% 的卫生总费用，而社会保险能够筹集到卫生总费用的 10% ~ 15%（多数情况覆盖的是城市工人），还有 40% ~ 50% 来自个人自付，这些国家，私人保险不受重视抑或并不存在。

（2）随着一个国家工业化的加速和人均收入的增加，当其成为中等收入国家的时候，由于在正式部门工作的工人数量不断增加，其社会保险通常会有所扩展。这时私人保险会开始出现，但只能扮演很小的角色。此时，国家卫生总费用的主要部分还是来自一般性税收或者个人自付。

（3）高收入国家（除美国以外）都建立了全民覆盖的卫生筹资系统。随着国家经济的发展和卫生系统的进步，个人自付的比重从 35% ~ 45% 将缩小到 15% ~ 25%。私人保险的比重将从 5% ~ 10% 发展到 15% ~ 25%，中国目前自付比重为 40% 左右，属于低收入国家的水平。随着经济的进一步发展和卫生系统的成熟（社会保险覆盖扩大、筹资与提供分离），自付比重将缩小，一个可参照的比重为 15% ~ 25%，即缩小一半左右。但伴随这一缩小比重的是人均收入水平的增长，即人均卫生支出的增长。

2.9 本章小结

已有文献关注的焦点主要集中在以下几个方面：一是医疗保险刺激更多的医疗需求，从而导致医疗支出快速增长，侧重于分析医疗保险对医疗卫生费用、服务价格的影响；二是更多集中在医学教育对医疗服务错配的影响，未探讨后续人力资本的效应；三是关于医疗政策评估更多的是专家经验、定性分析方法为主。综上所述，现有研究成果在以下几个方面还存在不足之处，有待进一步开展扩展性研究。

第一，虽然医疗保险刺激医疗需求，导致更高的医疗支出。但是非常有必要深入研究医疗保险对我国医疗服务行业的价格竞争影响，比如大型公立医院与基层医院之间的医疗保险报销比例差距会对医院间医疗价格竞争产生如何的影响、公立医院与民营医院之间不对称医疗保险报销待遇对行业竞争的影响等。如果医疗支出在增加的同时各医院的医疗价格变化也在同时增长，患者是否真正从医疗保险政策中得到经济效益？或者说医疗支出的不断增长，是否真正解决了患者看病贵、看病难的问题？医院间不对称医疗保险政策是否会促进更多优质的民营医院发展，将部分患者转移到民营医院，真正有效回归公立医院的公益性？

第二，医生人力资本的错配效应的文献集中在医学教育对医疗资源配置的影响，且是宏观层面；其次现有文献更多探讨的医生人力资本是决定医疗质量的关键因素，并未探讨后续人力资本的效应。与此同时，虽然现有文献探讨了就医可及性对医疗资源配置的影响，但是关于就医可及性与医生人力资本形成互补以及互补机制如何仍然是个黑箱。进一步地，就医可及性与医生人力资本互补形成的医疗服务错配效应如何，值得进一步研究。本研究旨在探索医生人力资本的医疗服务错配效应，以及就医可及性与医生人力资本两者之间的匹配如何影响医疗服务错配。这可为我国为什么"看病难"提供更深入的洞见，同时本研究提供了来自中国医院层面的微观证据。

第三，现有文献中，关于分级诊疗政策对医院门诊人数变化影响的研究相对较少。同时，单方面讨论公立医院改革的研究比较丰富，其中也不乏关于改革成效的研究，但目前关于分级诊疗政策评估、公立医院改革对卫生财政支出效率对研究存在进一步的探索空间。一方面，卫生财政支出效率是一个研究者和政府都比较关注的变量，卫生财政支出可以说是一个对政策的反馈信号，影响并修正未来的决策；另一方面，如今正处于医疗改革的深水区之中，急需一些理论数据证明改革的效用，从而进一步解决人们的医疗问题。

第 2 篇

医疗保障
与医疗服务水平

第3章 医疗保障与医疗服务
——基于大医院与小医院的研究

3.1 引　　言

发展中国家引入医疗保险补贴项目是为穷人和无保障居民提供基本医疗保险。2017年城镇居民医疗保险与新农村合作医疗保险合并，称为城乡居民医疗保险。城乡居民医疗保险是在原农村合作医疗和城镇居民医疗保险的基础上整合成立的城乡居民医疗保险制度，自2017年1月1日起全面实施。城乡居民基本医疗保险将实行覆盖范围、筹资政策、保障待遇、医保目录、定点管理和基金管理的"六统一"。医疗保险政策改革是中国医改的一部分，城乡居民医疗保险合并政策的改革极大地提高了政府部门的管理效率，同时也调整了居民的医疗保险享受待遇，居民在该政策中受惠极大。同时，这三种医疗保险是针对不同的群体，每个人只能根据自己的身份购买其中的一种。而且同样的患者在不同级别的医院就诊所享受的医保待遇也不一样。一般来说，患者在基层医院就诊所享受的医保待遇是最高的；医院级别越高，患者享受的医保待遇越低。医疗保险基金筹资渠道主要来自缴费和政府补贴。政府通过社会保险计划补贴穷人，免除一些人的缴费。在我国基本医疗保险具有普遍性，覆盖面已达90%以上，但是看病贵、看病难的现象仍然是中国医疗卫生系统里的主要问题。

医疗质量和医疗报销补贴是影响患者就医选择的两个重要因素。本研究中将医疗质量定义为医院的治疗水平和服务水平；医疗数量指的是医院的诊疗人次数，包括门诊和住院诊疗人次数。一般来说，医疗技术高的医院往往吸引更多的患者前来就诊，比如我国的协和医院。

这里的医疗补贴指的是当患者看完医生后产生的医疗费用，政府为其支付一部分。不同的国家对患者补贴医疗费用的方式不同，在很多国家，政府采取的补贴方式是一种固定的支付方式，比如，做一次膝盖复位手术，政府补贴患者的医疗费用是一个固定值 1 000 美元，超过 1 000 美元部分患者自己支付。然而在中国目前的医疗保险政策下，政府补贴患者医疗费用的方式是当医疗费用超过某基数时，按照一定比例支付病人的医疗支出，患者的医疗支出越高，政府补贴的医疗费用越多，最终存在一个上限。一般来说，患者在医院结账时医院会根据患者的保险级别扣除一定比例的医疗费用，患者本人最终只需要支付无法报销的医疗费用。医疗补贴的最终目的是减轻患者的负担，若补贴幅度大，患者更愿意选择去医院就诊。一方面，医疗保险补贴是为了降低患者的成本；另一方面，医疗保险补贴提高了医疗服务价格，因此患者的医疗费用是否真正的降低是一个值得商讨的问题。中国实施的是差异化医疗保险补贴，比如同一个医疗服务项目在三甲医院的医疗补贴远远低于在社区医院的医疗补贴。

基于上面的分析，本部分拟建立双寡头竞争模型来获取最佳医疗保险补贴政策。模型中设立两家代表性的医院，一家是大医院，或者是一家典型的三甲医院；另一家是小医院，或者是一家典型的社区医院。根据中国的卫生医疗系统的实际情况，本章假设一是大医院的医疗质量高于小医院的医疗质量。值得注意的是，这里的医疗质量更多强调的是医疗技术，由于人们收入的提高，以及健康意识的增强，即便是小病，患者也愿意花更多的时间成本和费用去享受大医院的医疗技术，但是大医院的就医环境和医生的医疗服务水平可能并不比小医院好。假设二是小医院的医疗报销比例高于大医院的医疗报销比例，即差异化医疗报销补贴政策。本章尝试着回答的问题是：差异化医疗报销补贴对医院之间竞争格局的影响；差异化医疗报销补贴对大医院、小医院的医疗质量的影响；以及最佳的医疗报销补贴政策是什么？医保基金的管理效率对最佳医保政策的影响。本章的研究意义有助于推动中国的卫生改革，帮助中国政府制定一个可持续发展的医疗保险政策。

本章将医疗保险补贴与医疗质量结合在一起。本章的主要贡献有以下几点：第一，医院医疗质量水平是患者选择医院的重要影响因素，患者对医院质量的重视程度越高会更加促进医院间的竞争程度，而医疗保险补贴可以削弱医院间的竞争程度；第二，大医院与社区医院之间的医疗保险报销比例差异会影响医疗补贴对医院间的竞争；第三，本章基于社会福利最大化，获得大医院与社区医院最佳的医疗保险报销比例值。同时还发现，医保基金的管理效率越高，则患者在大医院与社区医院享受的最佳医疗报销比例也会越高。换句话说，提高医保基金的管理效率最终受益的是患者。本章的结构安排如下：首先建立寡头竞争模型，该模型是一个三阶段关于医疗需求和医疗质量的寡头竞争模型。第一阶段政府部门制定患者医疗费用的报销比例，第二阶段两家医院根据自身情况决策提供医疗质量水平，第三阶段医院再根据市场情况确定提供的就诊人次数。然后，我们再对医院之间的古诺竞争博弈进行分析。

3.2 基本模型构建

1. 患者效用函数构建

寡头竞争模型在引入医疗报销补贴因素后进行医疗需求和医疗质量竞争。假设市场中只有两家代表性的医院，一家是大医院，另一家是小医院。一般来说，大医院拥有好医生，先进的医疗设备，医疗服务价格高；小医院的医生水平、医疗设备水平低于大医院，且医疗服务价格低。因此，本章大医院指的是综合性医院，比如三甲医院，而小医院指的是基层医疗机构，比如社区医院。他们在模型中记为 $i \in \{g, s\}$，医疗质量指的是医院的治愈患者病情的能力和医疗服务水平，在这里更偏向于前者，大医院与小医院的医疗质量符号记为 $q = (q_g, q_s)$。这里的符号 g 代表的是大医院，s 代表的是模型中所指的小医院。患者在大医院与小医院就诊后政府决定的医疗费用报销比例分别是 $\tau = (\tau_g, \tau_s)$，相应地，大医院与小医院的诊疗人次数记为 $x = (x_g, x_s)$，同时两家医院的医疗价格 $p = (p_g, p_s)$，值得注意的是，这里的医疗价格指的是医疗费用报销前的价格。

由于我国医疗服务行业所涉及的问题有其复杂性，模型中所解释的现象无法全面代表医疗服务行业中所有问题，模型描述的是一些特定现象。比如大医院与小医院之间竞争研究中不存在重疾治疗服务产品的竞争。因此模型中大医院与小医院的区别：（1）大医院除了提供一般常规疾病的治疗外，还承担重疾治疗的责任，而小医院提供的医疗服务基本是常规疾病的治疗，因此模型中假设大医院与小医院竞争的产品是常规疾病的治疗，比如一般的普通感冒。（2）有大医院的医疗资源优于小医院，比如大医院的医师医疗技术水平胜过小医院，所以在模型假设大医院与小医院之间存在质量差异。（3）根据现实医保政策情况，在小医院就诊的患者所享有的医保报销比例大于在大医院就诊的。

接下来将建立患者效用函数和医院的利润函数。

患者的总效用函数：

$$U = (\alpha + \beta q_g + \lambda \tau_g) x_g + (\alpha + \beta q_s + \lambda \tau_s) x_s - \frac{1}{2}(x_g^2 + x_s^2) - \gamma x_g x_s \quad (3-1)$$

该效用函数来源于费拉拉和密斯奥斯（Ferrara & Missios，2012）、陈和聂（Chen & Nie，2014）和陈和聂（Chen & Nie，2016），常数 $\alpha > 0$，参数 $\beta > 0$，$\lambda > 0$。β 代表的是患者对医疗质量的敏感度，λ 代表的是患者对医疗保险报销比例的敏感度，即补贴效应。解释该效用函数是如何构建的，假设医疗市场只有一个患者，患者面临两种选择，可以选择去大医院就诊也可以选择去小医院就诊。假设患者去大医院与小医院就诊的概率相同。

医疗质量在医疗服务行业是关键因素，因此本章着重强调医疗质量对患者的影响。$\gamma \in [0，1]$ 表示的意思是大医院与小医院的医疗产品的替代程度，一般来说，大医院的医疗质量高于小医院的医疗质量，即 $q_g > q_s$。其次根据中国医疗服务行业的实际情况，患者在级别越高的医院就诊所享受的医疗报销比例越低，因此模型中的医疗保险报销比例满足条件 $\tau_g < \tau_s$。换句话说，大医院具有医疗质量优势，小医院具有医疗保险补贴优势。

基于患者效用函数最大化，得到相应的反需求函数如下：

$$\begin{aligned} p_g &= \alpha + \beta q_g - x_g - \gamma x_s + \lambda \tau_g \\ p_s &= \alpha + \beta q_s - x_s - \gamma x_g + \lambda \tau_s \end{aligned} \quad (3-2)$$

模型中假设医疗价格是由政府和医院共同博弈决定的，虽然在实际中，中国的医疗价格是由政府规制的，但在医院的实际操作过程中，医院往往会通过各种手段比如诱导性消费变相扭曲政府规制的医疗价格，最终的医疗价格远远高于政府规制的医疗价格。因此模型中假定医疗价格是由政府和医院共同博弈决定更贴近现实。

函数（3-2）发现医疗质量与医疗报销比例分别与医疗价格呈正比例关系，而自身产出与竞争对手的产出都与医疗价格呈反比例关系。根据函数（3-1）和函数（3-2），可得知患者剩余为患者总效用减去患者个人支付的医疗支出。其式（3-3）如下：

$$CS = U - \sum_{i=g,s}(1 - \tau_i) p_i x_i \quad (3-3)$$

2. 医院目标函数构建

模型中假定该行业只有两家医院提供疾病治疗和服务，且两家医院提供的治疗技术和服务具有不同质量水平，同时两家医院从医保基金获得的医疗保险报销收入不一样。

两家医院的目标函数建立如下：

$$\pi_g = (\alpha + \beta q_g - x_g - \gamma x_s + \lambda \tau_g) x_g - \frac{1}{2}(x_g^2 + q_g^2) - x_g q_g$$

$$\pi_s = (\alpha + \beta q_s - x_s - \gamma x_g + \lambda \tau_s) x_g - \frac{1}{2}(x_s^2 + q_s^2) - x_s q_s \qquad (3-4)$$

值得注意的是，$(\alpha + \beta q_g - x_g - \gamma \tau_g) x_g$ 已包括医疗保险报销收入而 $c(x_i, q_i) = \frac{1}{2}(x_i^2 + q_i^2) - x_i q_i$ 代表的是医院的成本函数，x_i^2 代表的是随患者人数增加带来的成本，q_i^2 代表医疗质量提高带来的成本，$x_i q_i$ 为医疗质量与患者人数交叉影响所带来的成本。即医院的成本与医院的就诊人次数呈二次关系，与医疗质量呈二次关系，与医疗诊疗人次数与医疗质量的乘积呈反比例关系。

患者效用函数和医院目标函数建立完后，整个医疗系统的博弈过程是：第一阶段，政府基于社会福利最大化制定医疗报销比例；第二阶段，大医院与小医院进行医疗质量决策；第三阶段，大医院和小医院根据自身的医疗技术提供相应的就诊人次数。博弈过程中所用到的计算方法都是逆向归纳法。也就是说，先从第三阶段开始，先在医疗质量和医疗保险报销补贴未知的情况下求解诊疗人次数，然后依次是第二阶段的医疗质量，再是第一阶段的医疗报销比例确定。

在进行模型分析前有需要定义参数 β 及其所指范围，以及医疗补贴效应指的是患者对医疗保险报销的敏感度 γ。假设 $1 < \beta < \bar{\beta}$ 和 $\underline{\gamma} < \gamma \leq 1$。$1 < \beta < \bar{\beta}$ 是确保医院实施医疗质量创新，根据成本函数 $c(x_i, q_i) = \frac{1}{2}(x_i^2 + q_i^2) - x_i q_i$ 可知患者对医疗质量的敏感度参数 β 应该满足条件 $\beta > 1$，否则 $\beta x_i q_i - x_i q_i < 0$，意味着整个医疗系统没有医院愿意提供医疗质量保证，则医院失去了改善人们健康的意愿。同时参数 β 还需满足 $\beta < \bar{\beta}$，表示患者对医疗质量的敏感度存在一个上限，患者对医疗质量的敏感度越高意味着医疗价格也会越高，如果该敏感度超出某一特定值则意味着很多患者看不起病，而医疗质量水平低的医院则会退出该市场。参数 γ 满足 $\underline{\gamma} < \gamma \leq 1$ 是表示大医院所提供的医疗治疗和服务水平无法完全替代小医院所提供的医疗治疗和服务水平。换句话说，大医院与小医院所提供的医疗治疗和服务水平有差异。该假设与现实中的情况相符合，对于收入一般的居民来说普通疾病更愿意选择在小医院就诊，不仅是因为节省时间成本，更重要的是能享受更高的医疗保险报销待遇。

3.3　非对称医保对医疗服务水平的影响研究

3.3.1　模型分析

这里我们进行古诺竞争模型分析，模型的求解方法采用的是逆向归纳法，即第三阶段的医疗需求均衡求解将在求解过程中的第一步实现，然后依次是第二阶段的医疗质量均衡求解，最后是第一阶段是医疗报销比例的均衡求解。

首先是第三阶段，根据函数（3-4），大医院和小医院的利润目标函数分别对各自的医疗需求求一阶导数，得到式（3-5）如下：

$$\frac{\partial \pi_g}{\partial x_g} = \alpha - q_g + \beta q_g - 3x_g - \gamma x_s + \lambda \tau_g = 0$$

$$\frac{\partial \pi_s}{\partial x_s} = \alpha - q_s + \beta q_s - 3x_s - \gamma x_g + \lambda \tau_s = 0 \qquad (3-5)$$

调整方程（3-5），得到式（3-6）：

$$\alpha - q_i + \beta q_i + \lambda \tau_i = 3x_i + \gamma x_j \qquad (3-6)$$

通过对方程组（3-5）求解，得到一组关于医疗需求的均衡解，具体如下：

$$x_g^* = \frac{-3\alpha + \alpha\gamma - 3(-1+\beta)q_g + (-1+\beta)\gamma q_s - 3\lambda\tau_g + \gamma\lambda\tau_s}{-9 + \gamma^2}$$

$$x_s^* = \frac{-3\alpha + \alpha\gamma - 3(-1+\beta)q_s + (-1+\beta)\gamma q_g - 3\lambda\tau_s + \gamma\lambda\tau_g}{-9 + \gamma^2} \qquad (3-7)$$

从式（3-7）中可知，医院的医疗诊疗人次数不仅与该医院的医疗质量和医疗报销比例有关，而且还与竞争对手小医院的医疗质量和医疗报销比例有关。

第二阶段，将式（3-7）分别代入式（3-4）中，利用大医院和小医院的利润目标函数分别对变量医疗质量求一阶导数，另一阶导数等于零，求方程组解得到关于医疗质量的均衡解，具体如下：

$$q_g^* = \frac{9(-1+\beta)(\alpha(-18-18\beta+9\beta^2+9\gamma+3\gamma^2-\gamma^3)+}{324-324\beta^3+81\beta^4-189\gamma^2+54\beta^2\gamma^2+27\gamma^4-\gamma^6-108\beta(-6+\gamma^2)}$$

$$\frac{3(-6-6\beta+3\beta^2+\gamma^2)\lambda\tau_g-\gamma(-9+\gamma^2)\lambda\tau_s)}{}$$

$$q_s^* = \frac{9(-1+\beta)(\alpha(-18-18\beta+9\beta^2+9\gamma+3\gamma^2-\gamma^3)+3(-6-6\beta+3\beta^2+\gamma^2)\lambda\tau_s-\gamma(-9+\gamma^2)\lambda\tau_g)}{324-324\beta^3+81\beta^4-189\gamma^2+54\beta^2\gamma^2+27\gamma^4-\gamma^6-108\beta(-6+\gamma^2)}$$

(3-8)

将式（3-8）代入医疗需求的均衡解组（3-7）中，此时得到的医疗需求均衡解只与参数和变量医疗报销比例 τ 有关，具体关系函数式如下：

$$x_g^* = \frac{(9-\gamma^2)(\alpha(18+18\beta-9\beta^2-9\gamma-3\gamma^2+\gamma^3)-3(-6-6\beta+3\beta^2+\gamma^2)\lambda\tau_g+\gamma(-9+\gamma^2)\lambda\tau_s)}{324-324\beta^3+81\beta^4-189\gamma^2+54\beta^2\gamma^2+27\gamma^4-\gamma^6-108\beta(-6+\gamma^2)}$$

$$x_s^* = \frac{(9-\gamma^2)(\alpha(18+18\beta-9\beta^2-9\gamma-3\gamma^2+\gamma^3)-3(-6-6\beta+3\beta^2+\gamma^2)\lambda\tau_s+\gamma(-9+\gamma^2)\lambda\tau_s)}{324-324\beta^3+81\beta^4-189\gamma^2+54\beta^2\gamma^2+27\gamma^4-\gamma^6-108\beta(-6+\gamma^2)}$$

(3-9)

将医疗质量的均衡解和医疗需求的均衡解分别代入反需求函数组（3-2）中，得到医疗价格与参数及医疗报销比例的具体关系，如下：

$$p_g^* = \frac{(9+9\beta-2\gamma^2)(\alpha(-18-18\beta+9\beta^2+9\gamma+3\gamma^2-\gamma^3)+3(-6-6\beta+3\beta^2+\gamma^2)\lambda\tau_g-\gamma(-9+\gamma^2)\lambda\tau_s)}{324-324\beta^3+81\beta^4-189\gamma^2+54\beta^2\gamma^2+27\gamma^4-\gamma^6-108\beta(-6+\gamma^2)}$$

$$p_s^* = \frac{(9+9\beta-2\gamma^2)(\alpha(-18-18\beta+9\beta^2+9\gamma+3\gamma^2-\gamma^3)+3(-6-6\beta+3\beta^2+\gamma^2)\lambda\tau_s-\gamma(-9+\gamma^2)\lambda\tau_g)}{324-324\beta^3+81\beta^4-189\gamma^2+54\beta^2\gamma^2+27\gamma^4-\gamma^6-108\beta(-6+\gamma^2)}$$

(3-10)

关于第一阶段医疗报销比例的均衡解将在后续的社会福利部分进行求解及分析。接下来我们将对均衡数量和均衡医疗质量影响的因素进行分析。

3.3.2 影响医院诊疗人次数的因素分析

记大医院与小医院之间的诊疗人次数差异为 Δx，且 $\Delta x = x_g - x_s$；记大医院与小医院之间的诊疗人次数偏差为 $\frac{\Delta x}{\Sigma x}$，其中 $\Sigma x = x_g + x_s$，Σx 指的是大医院与小医院两家医院的诊疗人次数之和。根据式（3-9），大医院与小医院的诊疗人次数分别对医疗质量敏感参数 β 求导，以及大医院与小医院的诊疗人次数分别对医疗补贴敏感参数 λ 求导，得到如下结论：

命题 3-1：当参数满足条件 $1<\beta<\bar{\beta}$，$\underline{\gamma}<\gamma\leq1$，则有：

（1）$\dfrac{\partial x_s^*}{\partial \beta} > 0$，$\dfrac{\partial \sum x^*}{\partial \beta} > 0$，$\dfrac{\partial \Delta x^*}{\partial \beta} < 0$，$\dfrac{\partial \left(\dfrac{\Delta x^*}{\sum x}\right)}{\partial \beta} < 0$ 以及 $\dfrac{\partial x_g^*}{\partial \beta}$ 的符号是不确定的；

（2）$\dfrac{\partial x_g^*}{\partial \lambda} > 0$，$\dfrac{\partial x_s^*}{\partial \lambda} \begin{cases} < 0, & \text{如果 } 0 < \dfrac{\tau_g}{\tau_s} < \overline{b} \\[2mm] > 0, & \text{如果 } \overline{b} < \dfrac{\tau_g}{\tau_s} < 1 \end{cases}$，$\dfrac{\partial \sum x^*}{\partial \lambda} > 0$，$\dfrac{\partial \Delta x^*}{\partial \lambda} > 0$ 以及

$\dfrac{\partial \left(\dfrac{\Delta x^*}{\sum x}\right)}{\partial \lambda} > 0$。

命题说明：首先，命题 3-1 表示患者对医疗质量的敏感性越高会增加小医院的诊疗人次数，而患者对医疗质量的敏感度对大医院诊疗人次数的影响是不确定的。对该结论可能的解释是，患者对大医院的医疗质量已有足够的认识，目前三甲医院里的患者是人满为患，所以当患者对医疗质量的敏感度继续上升时并不一定会显著增加大医院的就诊人次数。尽管患者对医疗质量敏感度对大医院与小医院的诊疗人次数影响不一样，但是对整个医疗系统的诊疗人次数是有积极的影响；其次，发现患者对医疗质量的敏感度越高，医院间的诊疗人次数差异越小，且医院间的诊疗人次数偏差也越小，同时意味着患者对医疗质量的敏感度对小医院的诊疗人次数影响更大。该结论表明，提高患者对医疗质量的敏感度在某种程度上可以将部分患者从三甲医院转向小医院就诊，可以有助于分级诊疗的实施，同时也更有利于医院之间的竞争。

命题 3-1 表达的第二个观点是患者对医疗补贴的敏感度越高，大医院的诊疗人次数会相应增加，而对小医院的诊疗人次数的影响有所不同。仅当两家医院的医疗报销比例差距较大时，患者对医疗补贴的敏感度对小医院的诊疗人次数有积极的影响；当两家医院的医疗报销比例差距较小时，患者对医疗补贴的敏感度对小医院的诊疗人次数有消极的影响。该结论表明，若两家医院的医疗报销比例差距太小，则医疗费用补贴政策无法有效地将患者从大医院转向小医院就诊，减轻大医院的就诊压力。此外，尽管补贴政策刺激整个医疗系统的医疗需求，但是加大了两家医院的诊疗人次数的差距，且两家医院的诊疗人次数偏差也增加，不利于医院之间的良性竞争，直接导致的结果是更多的患者挤压在大医院，而小医院却门可罗雀。该结论表达的政策含义是，医疗补贴是一把双刃剑，一方面刺激了医疗需求，另一方面导致需求分配不合理。所以补贴政策应控制在一个合

适的水平，不宜过大也不宜过小，且补贴在大医院与小医院之间的分配是应更偏向于小医院，只有这样的补贴政策才能更有效地发挥其作用。

在中国目前的医疗保险补贴政策下，患者更愿意选择去大医院就诊，导致大医院医生业务压力大，在一定的情况下剥夺了医生的科研时间，同时不利于小医院的发展。所以适当加大大医院与小医院之间的医疗保险报销比例差距，可能会缓解这一局面。

3.3.3 影响医院医疗价格的因素分析

记大医院与小医院之间的医疗价格差异为 Δp，且 $\Delta p = p_g - p_s$；记大医院与小医院之间的医疗价格偏差为 $\dfrac{\Delta p}{\Sigma p}$，其中 $\Sigma p = p_g + p_s$，Σp 指的是大医院与小医院两家医院的医疗价格之和。根据式（3-10），大医院与小医院的医疗价格函数分别对医疗质量敏感参数 β 求导以及大医院与小医院的医疗价格函数分别对医疗补贴敏感参数 λ 求导，得到如下结论。

命题3-2：当参数满足条件 $1 < \beta < \bar{\beta}$，$\underline{\gamma} < \gamma \leqslant 1$，则有：

(1) $\dfrac{\partial p_g^*}{\partial \beta} > 0$，$\dfrac{\partial p_s^*}{\partial \beta} > 0$，$\dfrac{\partial \Sigma p^*}{\partial \beta} > 0$，$\dfrac{\partial \Delta p^*}{\partial \beta} < 0$ 以及 $\dfrac{\partial\left(\dfrac{\Delta p^*}{\Sigma p}\right)}{\partial \beta} < 0$；

(2) $\dfrac{\partial p_g^*}{\partial \lambda} > 0$，$\dfrac{\partial p_s^*}{\partial \lambda} = \begin{cases} < 0, & \text{如果 } 0 < \dfrac{\tau_g}{\tau_s} < \bar{b} \\ > 0, & \text{如果 } \bar{b} < \dfrac{\tau_g}{\tau_s} < 1 \end{cases}$，$\dfrac{\partial \Sigma p^*}{\partial \lambda} > 0$，$\dfrac{\partial \Delta p^*}{\partial \lambda} > 0$ 和

$\dfrac{\partial\left(\dfrac{\Delta p^*}{\Sigma p}\right)}{\partial \lambda} > 0$。

命题说明：首先，命题3-2表示患者对医疗质量的敏感度越高，医院的医疗价格会逐步上升，但两家医院的医疗价格差距越来越小，且两家医院的医疗价格偏差会逐步减少，意味着患者对医疗质量的敏感度对小医院的医疗价格影响更大且更有利于医院之间的竞争。

其次，患者对医疗补贴的敏感度越高会相应提高大医院的医疗价格，而其对小医院的医疗价格影响有区间约束，当两家医院的医疗报销比例差距较小时，补贴效应才会提高小医院的医疗价格，而当两家医院的医疗报销比例差距较大时，补贴效应反而会降低小医院的医疗价格，所以当两家医院的医疗报销比例差距较大时，大医院的医疗价格在上升，而小医院的医疗价格在降低，使得小医院更有价格优势，更有利于患者从大医院流向

小医院。而且我们还发现，医疗补贴效应会加大医院间的医疗价格差距，且医院间的医疗价格偏差也会增加，不利于医院之间的价格竞争。

因此，医疗补贴效应对医疗价格的影响也是双面的。一方面，在两家医院医疗报销比例差距较大的情况下，医疗补贴效应有利于患者从大医院流向小医院；另一方面，补贴效应不利于医院之间的医疗价格竞争。该结论表明的政策建议是医疗补贴政策应控制在合理的区间内，同时大医院与小医院之间的医疗报销比例差距应维持在一个较大的值。

结合命题 3 - 1 和命题 3 - 2，我们发现患者对医疗质量的敏感度越高越有利于医院的发展，而患者对医疗补贴的敏感度越高会带来双面影响，既有积极的也有消极的影响，应正确对待补贴政策。

3.3.4 影响医院医疗质量的因素分析

记大医院与小医院之间的医疗质量差异为 Δq，且 $\Delta q = q_g - q_s$；记大医院与小医院之间的医疗质量偏差为 $\dfrac{\Delta q}{\Sigma q}$，其中 $\Sigma q = q_g + q_s$，Σq 指的是大医院与小医院两家医院的医疗质量之和。根据式（3 - 8），大医院与小医院的医疗质量函数分别对医疗质量敏感参数 β 求导以及大医院与小医院的医疗质量函数分别对医疗补贴敏感参数 λ 求导，得到如下结论。

命题 3 - 3：当参数满足条件 $1 < \beta < \bar{\beta}$，$\underline{\gamma} < \gamma \leq 1$，则有：

（1）$\dfrac{\partial q_s^*}{\partial \beta} > 0$，$\dfrac{\partial \Delta q^*}{\partial \beta} < 0$，$\dfrac{\partial \left(\dfrac{\Delta q^*}{\Sigma q} \right)}{\partial \beta} < 0$，$\dfrac{\partial q_g^*}{\partial \beta}$ 与 $\dfrac{\partial \Sigma q^*}{\partial \beta}$ 的符号是不确定的；

（2）$\dfrac{\partial q_g^*}{\partial \lambda} > 0$，$\dfrac{\partial q_s^*}{\partial \lambda} = \begin{cases} < 0, & 如果 0 < \dfrac{\tau_g}{\tau_s} < \bar{b} \\ > 0, & 如果 \bar{b} < \dfrac{\tau_g}{\tau_s} < 1 \end{cases}$，$\dfrac{\partial \Sigma q^*}{\partial \lambda} > 0$，$\dfrac{\partial \Delta q^*}{\partial \lambda} > 0$ 和

$\dfrac{\partial \left(\dfrac{\Delta q^*}{\Sigma q} \right)}{\partial \lambda} > 0$。

命题说明：首先，命题 3 - 3 表示患者对医疗质量的敏感度越高会刺激小医院进行医疗质量创新，而患者对医疗质量的敏感度对大医院医疗质量创新的影响是不确定的。对该结论可能的解释是，患者对大医院的医疗质量已有足够的认识，而且目前三甲医院里的患者是人满为患，大医院的医生业务压力巨大。巨大的业务压力在一定程度上剥夺了很多年轻医生的

科研压力，因此某种程度上削弱了大医院进行医疗质量创新的动力。所以当患者对医疗质量的敏感度继续上升时，并不一定会显著增加大医院医疗质量创新。虽然患者对医疗质量的敏感度对整个医疗系统的医疗质量创新是模糊的，但是医院间的医疗质量创新偏差是减少的，这种质量偏差减少表面上有利于医院间质量创新竞争，实质上扭曲了大医院与小医院之间进行质量创新的分工合作。事实上在中国的医疗系统里，大医院无论是从医疗设备还是医疗人才方面都具有先天的历史优势，大医院理应承担更多的医疗质量创新任务，患者对医疗质量敏感度能促使小医院医疗质量改善固然好，但是也需特别注意大医院医疗质量的进步速度。

其次，命题 3-3 表达的另一观点是，医疗补贴效应促进大医院医疗质量改善，而对小医院医疗质量改善有所不一样。当两家医院的医疗报销比例差距较小时，医疗补贴效应才会促进小医院医疗质量改善；当两家医院的医疗报销比例差距较大时，医疗补贴效应不利于小医院医疗质量的改善。如果小医院的医疗质量改善速度跟不上，则会阻碍患者从大医院流向小医院。因此，医疗补贴效应不利于医院间的质量竞争，同时表明医疗报销比例值的高与低直接影响分级诊疗政策的实施。

结合命题 3-1、命题 3-2 和命题 3-3，可以得出以下几点：第一，无论是从医院诊疗人次数、医疗价格还是医疗质量方面来看，患者对医疗质量的敏感度的提高都有利于医院间的竞争。潜在意义是，提高患者对医院医疗质量要求的意识更有利于生产者间的竞争。第二，补贴是一把"双刃剑"，在两家医院医疗报销比例差距较大的情况下，医疗补贴效应有利于患者从大医院流向小医院，且医疗补贴效应有利于大医院医疗质量的发展，但无论是从医院诊疗人次数、医疗价格还是医疗质量方面来看医疗补贴效应均不利于医院间的发展。第三，无论是从医院诊疗人次数、医疗价格还是医疗质量方面来看，医疗补贴效应对大医院都是有积极的影响，而对小医院的影响依赖于两家医院的医疗报销比例差距。当两者之间的医疗报销比例差距较大时，补贴效应促进小医院的诊疗人次数增加，而会降低其医疗价格和医疗质量，所以获取一个合理或者最佳的医疗报销比例使医疗补贴更充分地发挥其积极作用显得尤为重要。

因此，下部分将从社会福利最大化视角获取两家医院的最佳医疗报销比例。

3.4 社会福利分析

在中国，公立医院的医保收入直接与该医院的诊疗人次数有关，同时也跟诊疗疾病级别有关。一般来说，医院接收的病人数量越多，则医院的医保收入越多。值得注意的是，医院的医保收入来源医保基金管理部门，该部门负责医疗保险基金的划分和管理，其运营过程会发生一定的管理成本和运作成本，部门的管理效率将直接影响到患者的医疗保险报销。研究医保基金的管理效率将是一个值得讨论的课题。本章将考虑医保基金部门的管理效率因素从社会福利最大化的角度来获取最佳的医疗报销比例。

选择社会福利最大化视角的原因主要是以下几点：第一，若政府单从消费者剩余最大化角度制定医疗报销比例，最终的结果是全民免费医疗，而根据中国目前人口、收入及经济水平，政府无法全额承担这个巨大的医疗财政负担。另外，实施全民免费医疗则极大地增加国民的医疗需求，而整个医疗系统的医疗资源是有限的，有限的医疗资源将掌握在富人手上，更多的穷人将失去享受医疗资源的机会，因此全民免费医疗失去了它最初的意义。第二，若政府单从生产者剩余最大化考虑医疗保险也是不合理的。

在模型中，社会福利定义成整个社会所有成员的总剩余，包括消费者、生产者以及政府。因此，社会福利函数等于患者剩余、医院利润之和再减去医保基金管理部门的支出与成本。

在古诺竞争模型下，具体的社会福利函数如下：

$$SW = CS + \pi_g + \pi_s - (1 + u)(\tau_g p_g x_g + \tau_s p_s x_s) \qquad (3-11)$$

在式（3-11）中，参数 u 代表的是医保基金部门的管理效率，u 的值越高代表管理效率越低，反之亦然。另外，$(1 + u)(\tau_g p_g x_g + \tau_s p_s x_s)$ 代表的是医保基金部门的总支出，总支出包括医疗保险报销支出和管理成本支出。值得注意的是，这里不考虑医保基金部门的收入，其原因一方面是模型的计算简单化，另一方面是医保基金部门的收入主要来源于保费，保费的额度基本可看成一个固定值。利用逆向归纳法，社会福利函数对医疗报销比例求一阶导数，并令导函数为零，得到下面的式（3-12）。

$$\frac{\partial SW}{\partial \tau_g} = 0, \quad \frac{\partial SW}{\partial \tau_s} = 0 \qquad (3-12)$$

为了简化计算过程，将参数 γ、β 设为一个固定值，具体为 $\gamma = \frac{2}{3}$，

$\beta = \dfrac{5}{2}$①。方程组（3-12）求出的解有四组，经分析和取舍最后只有一组解是可取的，换句话说，方程组（3-12）有一组唯一的真实的解，具体如下：

$$\tau_g^* = \frac{72\,075\,613}{579\,892\,236u} + \frac{62\alpha}{1\,139\lambda} - \frac{31B}{579\,892\,236\ \sqrt{1\,139u^2\lambda^2}}$$

$$\tau_s^* = \frac{72\,075\,613}{579\,892\,236u} + \frac{62\alpha}{1\,139\lambda} + \frac{31B}{579\,892\,236\ \sqrt{1\,139u^2\lambda^2}} \quad (3-13)$$

式（3-13）中 B 记为：

$$B = \sqrt{\begin{array}{l} u^2\lambda^2(29\,053\,538\,830\,008u\alpha\lambda + 8\,196\,753\,598\,571\lambda^2 - \\ 343\,449\,602\,773\,200u^2\alpha^2) \end{array}}$$

为了确保最佳医疗报销比例解满足条件 $0 \leqslant \tau_g^* < t_s^* < 1$，则需要参数 α 满足 $0 \leqslant \alpha < \bar{\alpha}$，且上限 $\bar{\alpha}$ 不能太大②。

接下来我们将讨论医疗报销比例值在四组不同解情况下的社会福利函数值，并进行比较，最后得到最优的医疗报销比例组解。

当医疗报销比例解取值为 $\tau = (\tau_g^*, \tau_s^*)$ 时，将该组解代入式（3-11）中，社会福利函数值则为：

$$SW_1 = \frac{(5\,260\,948u\alpha - 17\,388\,215\lambda)(509\,124u\alpha + 60\,013\lambda)^2}{531\,968\,376\,554\,691\,302u^2\lambda}$$

$$(3-14)$$

当医疗报销比例解取值为 $\tau_g = 0$，$\tau_s = 1$ 时，将该组解代入式（3-11）中，社会福利函数值则为：

$$SW_2 = \frac{6(297\,673\,594\alpha^2 + 297\,673\,594\alpha\lambda + 18\,465\,927\,480u\alpha\lambda + 43\,355\,824\,005\lambda^2)}{1\,386\,147\,361}$$
$$- \frac{6(489\,268\,164u\alpha^2 + 174\,234\,960\,900u\lambda^2)}{1\,386\,147\,361}$$

$$(3-15)$$

当医疗报销比例解取值为 $\tau_g = 1$，$\tau_s = 1$ 时，将该组解代入式（3-11）中，社会福利函数值则为：

$$SW_3 = \frac{12[154\,877\lambda^2 - 509\,124u(\alpha + \lambda)^2]}{1\,442\,401} \quad (3-16)$$

---

① 由于模型中参数较多，最佳医疗报销比例解与众多参数有关，无法展开具体的分析，这里我们仅关注的是医保基金部门的管理效率即参数 u，因此参数 γ、β 设为一个固定值。

② 参数 α 满足 $0 \leqslant \alpha < \bar{\alpha}$，且上限 $\bar{\alpha}$ 不能太大的条件其原因是，与标准古诺竞争模型下的线性反价格需求函数 $p_i = \alpha - x_i - \gamma x_j$ 不同，本章的价格函数是 $p_i = \alpha + \beta q_i + \gamma \tau_i - x_i - \gamma x_j$，若 α 值太大，则价格也会太高。

当医疗报销比例解取值为 $\tau_g = 0$，$\tau_s = 0$ 时，将该组解代入式（3-11）中，社会福利函数值则为：

$$SW_3 = \frac{1\,858\,524\alpha^2}{1\,442\,401} \qquad (3-17)$$

在参数 α 满足 $0 \leqslant \alpha < \bar{\alpha}$ 条件下，可得到 $SW_1 > SW_2$，$SW_1 > SW_3$，$SW_1 > SW_4$，因此有下面的命题 3-4。

命题 3-4：在社会福利最大化的条件下，得到最优的医疗报销比例组解是 (τ_g^*, τ_s^*)。

命题说明：从社会福利最大化的视角得到最优的医疗报销比例组解，该解依赖于补贴效应和医保基金管理部门的管理效率。在比较的过程中，发现全民免费医疗、全民全额自费医疗或者两者医疗报销比例差距达到最大值情况下的社会福利值都小于最佳的医疗报销比例值下的社会福利值。该结论与前面命题 3-1 至命题 3-3 的结论是一致的，对于人口众多的发展中国家来说，政府承担的医疗负担是有限的，医疗保险政策对医疗价格、医疗需求和医疗质量的影响是复杂的，政策制定者需要慎重地对待医疗保险的保障水平，不能过轻也不能过重。

在社会福利分析部分，我们重点考虑了医保基金管理部门的管理效率对医疗保险的影响。参数 u 衡量管理效率，当参数 u 值越小，则意味着医保基金管理部门的管理效率越高。从方程（3-13），可得到下面的命题 3-5，具体如下。

命题 3-5：$\dfrac{\partial \tau_g^*}{\partial u} > 0$，$\dfrac{\partial \tau_s^*}{\partial u} > 0$。

命题说明：命题 3-5 的结论表明，医保基金管理部门的管理效率的改善可以促进大医院与小医院的最佳医疗保险报销比例值，也就是说效率的提高，政府可以进一步加大对患者的医疗补贴。若不注重医保基金管理部门的管理效率，则医保基金的支出无法最大化利用于患者。进一步挖掘，可发现一些有意思的结论：（1）医保基金管理部门的管理效率的提高可降低管理成本；（2）医保基金管理部门管理效率的改善可以降低患者的医疗成本；（3）医保基金管理部门管理效率的改善可以使社会福利增加。基于这些结论，政府应该更多地关注医保基金管理部门的基金使用效率。

3.5 本章小结

本章在考虑医疗服务行业中患者对医疗质量的敏感度和医疗补贴因素下，分析了该行业的医疗质量竞争和产出竞争。引入三阶段动态博弈古诺竞争模型得到了一些有意义的结论。首先，患者对医疗质量意识的提高对小医院会产生更大的影响，而医疗保险报销补贴对大医院产生的影响更大。其次，发现患者对医疗质量意识的提高有利于促进该行业竞争更健康，主要是从产出竞争，质量竞争和价格竞争方面讨论竞争。而值得注意的是，医疗补贴效应无法维持该行业的良性竞争，大医院与小医院之间的医疗报销比例差距会影响到医疗补贴效应对行业竞争程度的影响。最后，本章在基于社会福利最大化的条件下获得大医院与小医院的最佳医疗报销比例值，而且医保基金管理部门的管理效率越高，最佳医疗报销比例值越高。

一般来说，在中国现有的医疗体系下，大医院的医疗质量好于小医院的医疗质量，但是两家医院执行的患者医疗费用报销比例有差异，前者小于后者，且差异并不大。换句话说，患者选择大医院就医可以获得更高的医疗水平且成本比在小医院就医相应要高些，但成本差异并不是很大。这也就是为什么越来越多的患者愿意选择在大医院就医而小医院经常是门可罗雀的原因之一（Wang & Chen，2017），这一现象导致的结果是大医院的诊疗压力巨大。因此，政府有必要适当调整大医院与小医院之间的医疗报销比例差距，以减轻大医院繁重的就诊压力。

当然，本章的研究也存在一些缺陷。第一，模型中假设患者对医疗质量的影响是一致的，没有考虑患者的差异性，以及假设补贴对大医院与小医院的边际效用是相同的。事实上，不同规模的医院有不同的提价能力，因为医院间有信誉差异。第二，本章仅考虑了古诺竞争，而其他竞争结构比如斯塔伯格竞争结构在该行业也常见。第三，事实上医院也面临容量约束问题，比如床位数是有限的，以及医院的医生、护士人数都是有约束的。如果将容量约束问题考虑进去，将会得到更多有意义的结论。

"看病难、看病贵"的现象不仅仅出现在中国的医疗体系中，这一问题其实是全球各国卫生体系都面临的问题。本章强调了医疗报销补贴是一把双刃剑。一方面，医疗报销补贴极大地刺激了医疗需求；另一方面，医疗报销补贴提高了医疗价格并阻碍了行业的健康发展。因此，政府需要实施一个合理医疗保险报销补贴政策，在大医院与小医院之间制定一个合理的医疗报销比例差异。该差异不宜过大也不宜过小，需谨慎对待，才能使得社会福利最大化。

更重要的是，政府应该不断地致力于提高医保基金管理部门对医保基金的管理效率。在过去的十年里，在中国医疗体系中，医疗保险基金是由不同的部门管理，报销程序复杂，管理成本非常高。近几年，随着医改的推进，医疗保险基金的管理效率在不断提高。比如2017年，社保卡基本实现全国一卡通，该政策既方便了患者同时也将大大降低政府的管理成本。本章表明医疗保险基金管理效率的提高会使政府进一步加大对患者的医疗补贴。

城乡居民医疗保险政策与本章的结论是相一致的，提高保险基金的管理效率是医改的方向，主要体现在三个方面：（1）医保基金管理部门的管理效率提高可降低管理成本；（2）医保基金管理部门管理效率改善可以降低患者的医疗成本；（3）医保基金管理部门管理效率改善可以使社会福利增加。基于这些结论，政府应该更多地关注医保基金管理部门的管理效率。

中国作为一个发展中国家，医疗卫生资源是有限的且分配不均，医院间规模差异大，基于这些，中国政府正确对待医院间医疗保险报销差异显得尤为重要，医疗补贴对医疗质量有重要的影响，同时对该行业的竞争格局也扮演着举足轻重的角色。

第4章 医疗保障与医疗服务

—— 基于公立医院与民营医院的研究

4.1 公立医院与民营医院的竞争关系

中国经济的高速增长使千百万人摆脱了贫困，国民健康水平得到了显著改善；同时与居民饮食结构相关的疾病，比如肥胖、心血管疾病、糖尿病和其他由吸烟、喝酒引起的疾病也是日益突出。居民对医疗资源的需求急剧上升，医疗费用也跟着显著增加。医改是一道世界性的难题。为破解这道难题，近年来，中国卫生改革已成功地扩大了医疗服务的可用性。一方面，基本医疗保险已基本全面覆盖（Yip et al.，2012）；另一方面，政府鼓励引入社会资本进入医疗服务行业与公立医院形成竞争关系，建立完整的医保体系和打破公立医院的垄断局面是让越来越多的人能及时有效地获得医疗资源。换句话说，中国的医改是要让越来越多的人能看得起病，且能看得到病。医疗保险基金改善了人们的健康，但同时也极大地增加了政府的财政负担。

在中国，根据医院的所有制性质，可将医院分为公立医院和民营医院。卫健委发布的统计公报显示，2015 年民营医院数量首次超越公立医院数量，达到 14 000 余家，但是再看床位数，仅占 19.4%；卫生技术人员仅占 15.6%；全年总诊疗人次中，民营医院仅占 12%。近年来，我国非公立医疗机构在数量上迅速增加。虽然社会办医良莠不齐，但也出现了一批优质的民营医院，比如厦门长庚医院、东莞东华医院、北京和睦家医院等。一般地，购买基本医疗保险的居民只能在公立医院享受医保待遇，绝大多数的民营医院无法享受医保待遇。

民营医院机构数量中有一部分来源于公立医院改革中改制改性的医院，这是我国城市公立医院改革试点的成果。其中，改制成果有云南昆明市三家市属医院的改制，这三家市属医院分别是昆明市第一人民医院、昆明市口腔医院和昆明市儿童医院。公立医院引入社会资本主要源于要做强做大的期望，其中昆明市口腔医院在引入社会资本后年收入远超于引入社会资本前。除此之外，典型的公立医院改制还有河南洛阳市14家公立医院，这些公立医院通过改制，形成自主经营的模式，更深层地进一步挖掘医院内在的潜力，充分调动在体制内的医护人员的工作积极性，使得医院的内在活力被最大限度地激发出来。另外，在医疗市场上近年来随着国家对民营医院发展政策的支持，民营医院机构数量中大中型规模的民营医院逐步增多，或者说优质的民营医院在不断涌现，成为公立医院的强有力的竞争对手，其中东莞市民营医院数量、规模及服务量走在全国前列。

民营医院发展到今天，民营医院医疗机构的数量已超过公立医疗机构的数目。医疗市场上呈现了很多规模小，靠广告吹嘘维持生存的民营机构，比如近年来丑闻不断的莆田系医院，不仅严重损害了消费者的利益，同时这类医疗机构明显阻碍了整个民营医院的发展。目前市场上涌现出一批口碑和社会信誉较好的医疗集团，其中较为出名的有正大博爱集团、安琪儿医疗集团、北大医疗集团等。公立医院在品牌、实力和市场份额上占据绝对优势，占有90%的市场份额。民营医院尽管机构呈快速增长趋势，但处于起点低、基础薄、整体层次不高、竞争力较弱和市场份额偏低的发展阶段，主导发展特色专科，面临服务能力落后于机构数量发展、自身定位不清、与公立医院存在同质化竞争等问题。由于体制机制等因素影响，我国民营医院长期得不到应有的扶持，在技术实力和政策支持上和公立医院待遇悬殊，多数民营医院只能在公立医院的夹缝中艰难生存。然而我国医疗服务行业发展到今天，随着医疗领域市场化程度的提升，优质医师从公立医院流向民营医院成为一种趋势，比如在业界较为成功脱离体制的赵强医生。

可见，公立医院与民营医院在发展的过程中都存在各自的优缺点，公立医院虽然具有先天的优势，但是受政府管制过于严格；民营医院属于市场的跟随者，进入市场的门槛过高，但民营医院的管理体制与公立医院完全相反，民营医院一旦成功进入市场，凭借优质的医疗服务及良好的医疗质量可以与公立医院形成有力的竞争关系。由于公立医院与民营医院具有产权属性不一致，因此两者不仅在管理体制方面有差异，而且在其他的政策方面也存在一定的差异。比如在基本医疗保险政策方面，一般地，患者购买基本医疗保险在公立医院就诊可以获得报销，而在民营医院就医无法获得报销，而患者若想享受医保待遇，则需要购买相对昂贵的商业保险。

本章研究的医疗保险指的是基本医疗保险，不包括市场上的商业保险，因为就目前而言国内的商业保险品种很多，且并不是人人都购买了商业保险，不具有代表性。

医疗保险报销实际是对医疗价格的一种补贴，公立医院享受医疗价格补贴，就单从价格方面来说，民营医院若采取价格竞争策略获取市场份额是很难实现的，因此民营医院发展的趋势是从技术、质量、服务方面提供差异化产品。随着经济和收入的提高，人们对医疗需求提出了更高的要求，人们更倾向于高质量和有特色的专科服务的医院。近年来，公立医院和民营医院都有往该方向发展，公立医院受体制因素限制，改革科室显得尤其困难，而民营医院不受体制影响，是企业化管理，调整发展方向相对容易。所以在医疗领域涌现出一批优质的民营医院，比如北京和睦家医院、北大医疗集团等，这些优质民营医院所提供的技术和服务都是一流的，正好迎合了医疗市场的需求。

无论是在发展中国家还是发达国家，公立医院与民营医院之间的竞争是否扮演着积极的作用，仍然是一个值得争论的话题。医疗质量是医疗领域中的核心因素。许多学者认为公立医院与民营医院之间的竞争可以提高该行业的医疗质量，并且降低医疗费用，惠及患者。潘等（Pan et al.，2015）利用微观数据从实证方面研究，发现医院竞争可以明显缩短门诊等候时间以及明显降低患者的医疗费用。埃格莱斯顿和伊普（Eggleston & Yip，2004）建立公立医院与民营医院在价格规制下竞争的理论模型，并且利用中国医院的数据调整仿真模型估计出医疗费用支付方式、组织改革对医疗成本和医疗质量的影响。

本章的研究目的是探讨医疗保险在公立医院与民营医院竞争中所扮演的角色，主要是围绕医疗报销补贴对公立医院与民营医院的医疗质量以及医疗需求的影响。采取的方法是建立不同的博弈理论模型通过逆向归纳法求均衡解。本章的结论表明，医疗保险报销会刺激总的医疗需求，并且能提高民营医院的医疗质量；而且在比较公立医院与民营医院处于不同市场地位的情况，发现民营医院的医疗质量提升速度以及患者的总效用在公立医院占主导民营医院跟随的情况下是最大的。

综上所述，实证研究对医疗服务行业竞争与医疗质量之间的关系持不一样的观点，主要是来自以下几方面的原因：一是关于医疗质量指标的衡量，不同的学者在衡量医疗质量指标采用的数据口径不一样，有些学者是从患者的角度来考虑医疗质量，而有些学者是从医院的医疗设备和技术方面衡量医疗质量；二是在研究方法上有差异；三是采用的数据来源于不同的国家和地区，比如有些来自台湾，有些来自国外等，而不同国家和地区医疗卫生体系系统下产生的数据有相当大的差异。

基于上述的研究，本章的目的是基于中国的医疗卫生实际情况，引入医疗保险因素，研究保险补贴对公立医院与民营医院竞争和医疗质量的影响，然而关于这方面的研究文献尚少。本章的研究主要是在现有的理论上进行扩充，具体体现在（1）考虑消费者的异质性，以及生产者是追求利润的；（2）成本函数是个凸函数，且是关于医疗质量和医疗数量的函数；（3）既考虑了医疗服务产品的水平差异，也考虑了医疗服务产品的纵向差异，水平差异主要是体现在质量差异，而纵向差异体现在公立医院与民营医院的医疗保险报销补贴差异上；（4）在古诺竞争与斯塔伯格竞争模型下进行比较分析。本章的研究内容是在考虑产品水平和纵向差异的情况下检验医疗保险补贴对医疗质量的影响，以及医疗竞争程度与医疗质量之间的关系。

4.2　基本模型构建

4.2.1　患者效用函数构建

本章先讨论居民的效用函数如何构建，居民的效用函数与自身的财富有关，居民的财富水平用符号 α 标记。现在是全民医保时代，居民生病时选择去医院就医，则可享受基本医疗保险带来的医疗费用报销，医疗费用的报销部分来源于医疗保险基金。假设来自医疗保险基金保报销的医疗费用占总的医疗费用的实际比例是 τ_i。而如果居民生病时选择去民营医院就医则无法享受基本医疗保险的报销待遇，意味着来自医疗保险基金报销的医疗费用占总的医疗费用的实际比例是 $\tau_1 = 0$，同时居民在民营医院所享受的医疗质量其符号标记为 q_1，本章所指的医疗质量主要体现在医院的医疗技术和服务水平。若居民生病时选择的医院是公立医院，则可以享受基本医疗保险带来的医疗费用报销待遇，医疗保险基金保报销的医疗费用占总的医疗费用的实际比例是 τ_2，$0 < \tau_2 < 1$，同时居民在公立医院享受的医疗质量其符号标记为 q_2。随着经济和收入的提高，人们对医疗需求提出了更高的要求，人们更倾向于高质量和有特色的专科服务的医院。近年来，公立医院和民营医院都有往该方向发展，公立医院受体制因素限制，改革科室显得尤其困难，而民营医院不受体制影响，是企业化管理，调整发展

方向相对容易。所以在医疗领域涌现出一批优质的民营医院，比如北京和睦家医院、北大医疗集团等。这些优质民营医院所提供的技术和服务都是一流的，正好迎合了医疗市场的需求。在模型中本章考虑的是优质民营医院与公立医院之间的竞争，因此有假设 $q_1 > q_2$。公立医院属于体制内的医院，其运营和管理严格受政府管制，从短期来看，公立医院的医疗质量创新远没有民营医院灵活，可以将公立医院的医疗质量看成一个基数，或者一个常数，短期是一个不变的。不失一般性，为了简化模型的计算，重点关注民营医院的医疗质量，将公立医院的医疗质量 q_2 标准化成为 0，此时 q_1 可视为民营医院与公立医院之间的质量差异；另外本章重点关注公立医院的医疗保险报销比例 τ_2。

由于财富和医疗质量会给居民带来效用，在这里我们引用 Cobb – Douglas 的居民效用函数，首先居民的效用函数如下：

$$u_1 = \alpha(1 + q_1)$$
$$u_2 = \alpha \qquad\qquad (4-1)$$

u_1 代表的是居民选择去民营医院就医所产生的效用，该效用函数与居民的财富 α 和民营医院的医疗质量有关。由于为了简化模型，在前面已假设公立医院的医疗质量为 0，所以居民选择去公立医院就医所产生的效用为 $u_2 = \alpha$。

其次在财富水平 α 下两类消费者的剩余函数相应如下：

$$cs_1 = \alpha(1 + q_1) - p_1$$
$$cs_2 = \alpha - p_2(1 - \tau_2) \qquad\qquad (4-2)$$

消费者剩余等于消费者的效用函数减去看病时的成本，这里假设消费者的一次看病情况。设在民营医院的看病费用是 p_1，在公立医院的看病费用是 $p_2(1 - \tau_2)$，即个人实际支付的费用。参数 α 在区间 $[1, 2]$ 服从均匀分布①。因此根据式（4-2），可得到医疗需求函数。如果消费者选择去民营医院就诊，意味着消费者去民营医院就诊所带来的消费者剩余大于去公立医院就诊时所带来的消费者剩余，即满足关系式 $cs_1 > cs_2$，通过计算得到式（4-3）：

$$\alpha \geqslant \frac{p_1 - p_2(1 - \tau_2)}{q_1} \qquad\qquad (4-3)$$

前面假设财富水平 α 在区间 $[1, 2]$ 服从均匀分布，则把所有人口

---

① $\alpha \in [1, 2]$ 而不是 $\alpha \in [0, 1]$，原因是变量医疗保险报销比例 $\tau \in [0, 1]$，如果 $\alpha \in [0, 1]$，则财富水平与医疗报销比例之间没有拉开差距，会导致一些不合理的结果出现。

看成一个整体，且为1。相应地，我们得到关于对民营医院的医疗需求函数，即民营医院的诊疗人次数函数为：

$$x_1 = 2 - \frac{p_1 - p_2(1 - \tau_2)}{q_2} \tag{4-4}$$

如果消费者选择去公立医院就诊，意味着消费者在公立医院就诊所带来的消费者剩余大于在民营医院就诊时所带来的消费者剩余，即满足关系式 $0 < cs_2 < cs_1$，通过计算得到式（4-5）：

$$p_2(1 - \tau_2) < \alpha < \frac{p_1 - p_2(1 - \tau_2)}{q_1} \tag{4-5}$$

相应地，我们得到关于对公立医院的医疗需求函数，即公立医院的诊疗人次数函数为：

$$x_2 = \frac{p_1 - p_2(1 - \tau_2)}{q_1} - p_2(1 - \tau_2) \tag{4-6}$$

经计算，得到两家医院的反需求函数为：

$$p_1 = (2 - x_1)(1 + q_1) - x_2$$
$$p_2 = \frac{2 - x_1 - x_2}{1 - \tau_2} \tag{4-7}$$

因此在有效的财富水平区间下消费者剩余为：

$$CS_1 = \int_{\frac{p_1 - p_2(1-\tau_2)}{q_1}}^{2} [\alpha(1 + q_1) - p_1] \mathrm{d}\alpha$$
$$CS_2 = \int_{p_2(1-\tau_2)}^{\frac{p_1 - p_2(1-\tau_2)}{q_1}} [\alpha - p_2(1 - \tau_2)] \mathrm{d}\alpha \tag{4-8}$$

4.2.2 医院目标函数构建

假设在医疗市场上存在两家典型的医院，一家是具有代表性的民营医院，另一家是具有代表性的公立医院，且它们提供的医疗产品和服务具有一定的差异性，另外公立医院有医疗保险收入，而民营医院没有医疗保险收入。

则两家医院的利润目标函数分别为：

$$\max_{x_1, q_1} \pi_1 = p_1 x_1 - q_1 - x_1^2 + x_1^2 q_1$$
$$\max_{x_2} \pi_2 = p_2 x_2 - x_x^2 \tag{4-9}$$

值得注意的是，成本函数为 $C(x_i, q_i) = q_i + x_i^2 - x_i^2 q_i$，该成本函数是个二次函数，且与数量相关的凸函数，而与医疗质量呈线性关系。第一项表示的是医疗质量带来的成本；第二项表示的是医疗产出所带来的成本；

第三项 $x_1^2 q_1$ 表示的是学习效应，指的是随着医疗技术和医疗质量的不断改善和提高，医院治疗病人的成本不断降低（Jaber & Saadany，2010；Wahab & Jaber，2010）。也就是说学习效应降低成本，因此 $x_1^2 q_1$ 前面的符号是负号。[①]

消费者效用函数和医院目标函数构建完后，利益相关者开始进行博弈决策，博弈决策的顺序如下：第一阶段，两家医院决定各自的医疗产品服务质量水平；第二阶段，医院根据质量水平决定诊疗人次数，同时患者决定是否去医院，或者选择去哪家医院就诊，公立医院还是民营医院。整个博弈决策过程的所有求解都是根据逆向归纳法求得。

1. 市场地位对等的研究

随着新医改的深化，以及各地鼓励和支持民营医院发展的政策陆续出台，我国民营医院实现了跨越式发展。市场上已不断涌现出一批批优质的民营医院，这些优质的民营医院与传统公立医院形成了有力的竞争关系。本章的理论模型选取两家市场地位对等的医院进行竞争，其中一家是优质的民营医院，另一家是大型的公立医院。在两家医院的市场地位对等的情况采用古诺竞争模型刻画两者之间的竞争关系。

古诺竞争模型又称古诺双寡头模型（cournot duopoly model），或双寡头模型（duopoly model），古诺模型是早期的寡头模型。它是由法国经济学家古诺于1838年提出的。古诺模型是纳什均衡应用的最早版本，古诺模型通常被作为寡头理论分析的出发点。古诺模型的结论可以很容易地推广到三个及以上的寡头厂商的情况中去。因此，古诺模型被称为基准模型，古诺竞争是几乎接近完全竞争市场结构。古诺模型中竞争对手的行为是同时进行，每个成员在已知对方产量的情况下，各自确定能够给自己带来最大利润的产量，即每一个厂商都是消极地以自己的产量去适应对方已确定的产量，没有合作关系。

根据逆向归纳法，首先求第二阶段均衡产量，具体如式（4 - 10）所示：

$$\frac{\partial \pi_1}{\partial x_1} = \frac{\partial p_1(x_1, x_2, q_1)}{\partial x_1} x_1 + p_1(x_1, x_2, q_1) - (2 - 2q_1)x_1 = 0$$

$$\frac{\partial \pi_2}{\partial x_2} = \frac{\partial p_2(x_1, x_2, q_1)}{\partial x_2} x_2 - p_2(x_1, x_2, q_1) - 2x_2 = 0 \quad (4 - 10)$$

---

① 经济学中的学习效应指的是教育提高生产率，从而获取更高的工资。在这里指的是随着医疗技术的逐步成熟，医疗效率提高，从而降低医院成本，因此 $x_i^2 q_i$ 前面是负号。

经过计算，可得到产量均衡解与质量的函数关系 $x_1^*(q_1)$，$x_2^*(q_1)$。

其次求第一阶段的质量均衡解，由于公立医院的医疗质量为0，所以我们只需利用民营医院的利润函数对医疗质量求一阶偏导，并令一阶导数为0，具体如式（4-11）：

$$\frac{\partial \pi_1}{\partial q_1} = \frac{\partial p_1(x_1, x_2, q_1)}{\partial q_1} x_1 - 1 + x_1^2 = 0 \tag{4-11}$$

将 $x_1^*(q_1)$，$x_2^*(q_1)$ 分别代入式（4-11）中，得到了医疗质量的均衡解，具体如式（4-12）：

$$q_1^* = \frac{33 - 16\tau_2}{64(2 - \tau_2)^2} \tag{4-12}$$

再将医疗质量的均衡解式（4-12）分别代入 $x_1^*(q_1)$，$x_2^*(q_1)$ 中，求得医疗数量的均衡解，具体如式（4-13）：

$$(x_1^*, x_2^*) = \left(\frac{15 - 8\tau_2}{32 - 16\tau_2}, \frac{49 - 24\tau_2}{32(2 - \tau_2)^2} \right) \tag{4-13}$$

将质量均衡解和数量均衡解代入反需求函数中，就得到了均衡的医疗价格，具体如式（4-14）：

$$(p_1^*, p_2^*) = \left(\frac{(15 - 8\tau_2)^2}{1\,024(2 - \tau_2)^3}, \frac{(3 - 2\tau_2)(49 - 24\tau_2)}{32(2 - \tau_2)^2(1 - \tau_2)} \right) \tag{4-14}$$

2. 公立医院为领导者的研究

公立医院为领导者的研究指的是公立医院是领导性厂商，民营医院是跟随厂商。通过逆向归纳法求解式（4-9），首先得到跟随者民营医院的均衡产量，具体如式（4-15）：

$$\frac{\partial \pi_1}{\partial x_1} = \frac{\partial p_1(x_1, x_2, q_1)}{\partial x_1} x_1 + p_1(x_1, x_2, q_1) - (2 - 2q_1)x_1 = 0$$

$$\frac{\partial \pi_1}{\partial q_1} = \frac{\partial p_1(x_1, x_2, q_1)}{\partial q_1} x_1 - 1 + x_1^2 = 0 \tag{4-15}$$

经过计算，得到跟随者民营医院的均衡医疗数量 x_1^*，$x_1^* = f(x_2)$ 民营医院的均衡数量受公立医院的医疗数量影响。将 $x_1^* = f(x_2)$ 代入领导者公立医院的利润函数中，并对公立医院的医疗数量求一阶偏导，并令一阶偏导函数为0，具体如式（4-16）：

$$\frac{\partial \pi_2}{\partial x_2} = \frac{\partial p_2(f(x_2), x_2, q_1)}{\partial x_2} x_2 + p_2(f(x_2), x_2, q_1) - 2x_2 = 0 \tag{4-16}$$

通过对式（4-15）、式（4-16）方程组求解得到民营医院医疗质量的均衡解式（4-17）：

$$q_1^{**} = \frac{31 - 16\tau_2}{(15 - 8\tau_2)^2} \qquad (4-17)$$

相应地，得到公立医院与民营医院的产量均衡解，具体如式（4-18）所示：

$$(x_1^{**}, \ x_2^{**}) = \left(\frac{7 - 4\tau_2}{15 - 8\tau_2}, \ \frac{92 - 48\tau_2}{(15 - 8\tau_2)^2} \right) \qquad (4-18)$$

同时，可得到医疗价格的均衡解，具体如式（4-19）所示：

$$(p_1^{**}, \ p_2^{**}) = \left(\frac{4(7 - 4\tau_2)^2(23 - 12\tau_2)}{(15 - 8\tau_2)^3}, \ \frac{253 - 316\tau_2 + 96\tau_2^2}{(15 - 8\tau_2)^2(1 - \tau_2)} \right)$$

$$(4-19)$$

3. 民营医院为领导者的研究

民营医院为领导者的研究指的是民营医院是领导性厂商，公立医院是跟随厂商。通过逆向归纳法求解式（4-9），得到跟随者公立医院的均衡产量，具体如式（4-20）所示：

$$\frac{\partial \pi_2}{\partial x_2} = \frac{\partial p_2(x_1, \ x_2, \ q_1)}{\partial x_2} x_2 + p_2(x_1, \ x_2, \ q_1) - 2x_2 = 0 \qquad (4-20)$$

经过计算，得到跟随者公立医院的均衡医疗数量 x_2^*，$x_2^* = f(x_1)$ 公立医院的均衡数量受民营医院的医疗数量影响。将 $x_2^* = f(x_1)$ 代入领导者民营医院的利润函数中，并对民营医院的医疗数量求一阶偏导，令一阶偏导函数为0，具体如式（4-21）所示：

$$\frac{\partial \pi_1}{\partial x_1} = \frac{\partial p_1(x_1, \ f'(x_1), \ q_1)}{\partial x_1} x_1 + p_1(x_1, \ f'(x_1), \ q_1) - (2 - 2q_1)x_1 = 0$$

$$\frac{\partial \pi_1}{\partial q_1} = \frac{\partial p_1(x_1, \ f'(x_1), \ q_1)}{\partial q_1} x_1 - 1 + x_1^2 = 0 \qquad (4-21)$$

通过对式（4-20）、式（4-21）方程组求解得到民营医院医疗质量的均衡解式（4-22）：

$$q_1^{***} = \frac{1}{4(2 - \tau_2)} \qquad (4-22)$$

相应地，得到公立医院与民营医院的产量均衡解，具体如式（4-23）所示：

$$(x_1^{***}, \ x_2^{***}) = \left(\frac{1}{2}, \ \frac{3}{8 - 4\tau_2} \right) \qquad (4-23)$$

同时，可得到医疗价格的均衡解，具体如式（4-24）所示：

$$(p_1^{***}, \ p_2^{***}) = \left(\frac{3(7 - 4\tau_2)}{8(2 - \tau_2)}, \ \frac{3(3 - 2\tau_2)}{4(1 - \tau_2)(2 - \tau_2)} \right) \qquad (4-24)$$

4.3 不同市场结构下的医疗服务水平比较分析

这里，我们将对上面的市场地位对等的研究、公立医院为领导者的研究、民营医院为领导者的研究三个博弈模型作比较分析，并且得到了一些有意义的结论。

4.3.1 医疗质量比较分析

一般来说，医疗服务产品作为一种特殊的产品，与普通商品比较起来，消费者对该产品的质量有着更强的敏感。在中国，公立医院虽然有先天的优势，但是其医疗质量的进步速度远落后于医疗需求的增长。随着医疗需求的迅速增长，医生与患者之间的关系越来越严峻。随着政府鼓励引入社会资本进入医疗服务行业与公立医院形成竞争关系，建立完整的医保体系和打破公立医院的垄断局面，以及随着医疗领域市场化程度的提升，优质医师从公立医院朝民营医院的单向流动，并越发成为流行的趋势。

对比市场地位对等研究、公立医院为领导者研究、民营医院为领导者研究三个不同博弈类型下医疗保险补贴对医疗质量的影响，发现命题 4-1。

命题 4-1：$\dfrac{\partial q_1}{\partial \tau_2} > 0$，$\dfrac{\partial(q_1^{**} - q_1^*)}{\partial \tau_2} > 0$ 和 $q_1^{***} < q_1^* < q_1^{**}$。

命题 4-1 的证明过程见附录。

命题说明：命题 4-1 中的数学公式表明，公立医院的医疗保险报销会激励民营医院不断提高其自身的医疗质量，公立医院为领导者情况下医疗保险引发的质量效应大于在古诺竞争模型下的医疗保险引发的质量效应。在公立医院占主导，民营医院跟随的情况下民营医院的医疗质量提高程度是最高的，而在民营医院占主导、公立医院跟随的情况下民营医院的医疗质量提高程度是最低的。命题 4-1 同时表明，民营医院可以通过改善自身的医疗质量来补偿其竞争劣势，更重要的是，公立医院内部竞争越激烈，民营医院的医疗质量提高得越快。引入社会资本与公立医院形成竞争关系，能更好地推动公立医院的改革，公立医院占主导的医疗体系结构更有利于民营医院医疗质量的提升，民营医院医疗质量的提升将会吸引更多收入高的人群，从而减轻公立医院和政府财政压力，这也正是改革的目的。因此，政策决定者需要正确对待医疗保险对公立医院和民营医院的影响。

国家考虑到民营医院发展晚，与公立医院相比，其处于劣势地位。国家在对非公立医院扶持的过程中制定了一系列的优惠政策，其中规定部分符合医保定点的非公立医疗机构也可以像公立医院享有医疗保险报销政策。但是关于对民营医院是否应该纳入医保的范畴，国家政策目前还处于试点过程中，并没有全面铺开，市场上的民营医院绝大部分仍然属于非报销梯队。

4.3.2 诊疗人次数比较分析

随着经济增长，以及人们收入的提高，居民越来越看重自身的健康，当患有疾病时大部分居民会选择去医院看医生，而不是因为经济原因选择在家里硬扛着。因此近年来中国的医疗需求是急速上升。

命题 $4-2$：$\dfrac{\partial x_1}{\partial \tau_2} \leqslant 0$，$x_1^{**} < x_1^{*} < x_1^{***} = \dfrac{1}{2}$，$\dfrac{\partial x_2}{\partial \tau_2} > 0$ 和 $\dfrac{\partial (x_1 + x_2)}{\partial \tau_2} > 0$。

命题 $4-2$ 的证明过程见附录。

命题说明：命题 $4-2$ 中的数学公式表明，医疗保险明显刺激居民对公立医院的医疗产品的需求，而医疗保险对民营医院的影响恰好相反，医疗保险报销本质上是医疗价格的补贴，但是从整个行业来看，医疗保险对医疗需求是正向的影响。命题 $4-2$ 同时表明，民营医院的诊疗人次数在民营医院占主导公立医院跟随的市场结构下相对是最高的，也就是说，医疗保险对民营医院医疗需求的抑制作用在民营医院占主导公立医院跟随的市场结构下相对是最低的，而且在该情况下民营医院与公立医院的市场份额各占一半，该结论表明民营医院在没有享受医疗保险的待遇情况下完全可以利用自身管理的灵活性通过质量创新赢取一定的市场份额。如果政策也给予民营医院享受医疗保险的待遇则引发的结论是不一样，意味着对公立医院和民营医院实施有差别的医疗保险待遇是非常有意义的。公立医院与民营医院之间的这种非对称竞争，一方面促进了民营医院医疗质量的改善，另一方面民营医院通过质量改善能赢取更多的市场份额，这将大大减轻公立医院和政府医保的压力。同时也会促进我国商业保险的快速发展，因为民营医院的医疗质量得到改善，即便无法享受基本医疗保险，但是收入高的或者富人可以通过购买商业保险在民营医院享受保险待遇，另外有利于公立医院回归其公益性。由此可见，对公立医院和民营医院实施有差别的医疗保险待遇，即两者之间实施非对称的价格竞争策略不啻是一个有效的医疗政策。

同时命题 $4-2$ 表明，在不同的市场结构下，医疗保险会对民营医院的医疗需求产生不同的影响。当民营医院占主导公立医院跟随的市场结构对民营医院是最有利的，而在公立医院占主导民营医院跟随的市场结构下，民营医院的医疗需求是最低的。虽然目前在中国的医疗市场上，公立医院是整个医疗体系的主体，民营医院在市场上不具有先动优势，但是民营医院可以通过医疗质量的改善来赢取市场份额，市场份额即便没有公立医院多，仍然能较好地生存下去。

4.3.3 医疗价格比较分析

通过对市场地位对等研究、公立医院为领导者研究、民营医院为领导者研究三个不同博弈类型下的均衡医疗价格进行比较分析，得到命题 4 - 3。

命题 4 - 3：$\dfrac{\partial p_1}{\partial \tau_2} < 0$ 同时 $\dfrac{\partial p_2}{\partial \tau_2} > 0$，且是急剧上升。

命题 4 - 3 的证明过程见附录。

命题说明：命题 4 - 3 中的数学公式表明，医疗保险会在一定程度上降低民营医院的医疗价格，而公立医院的医疗价格急剧上升，表面上医疗保险是降低公立医院的价格，但实质上是一种变相的价格上涨。虽然中国政府对公立医院的医疗价格进行规制，实质上这种价格规制不仅对控制医疗费用上涨没有发挥作用，反而成为引起医疗支出增长的一个源头（佟珺、石磊，2010），在医院实际的运营过程中，医院的医疗价格是由医院和患者共同决定的。导致医疗价格过快增长的因素有很多。朱恒鹏（2007）认为，药价过高问题是导致公立医院医疗费用上涨的主要原因。公立医院作为一个正常的运营机构，当公立医院的诊疗人次数迅速增加时，医院的管理和运营成本也会相应地增加，尤其是在医保与医院的结算率不高的情况下，医院自然会通过其他途径来弥补这部分的损失，其中变相提高医疗价格是其中的一种手段。命题 4 - 3 蕴含的意义是，医疗保险是否真正降低病人费用有待进一步讨论和研究。而医疗保险对民营医院的医疗价格有一定的抑制作用，前面命题 4 - 1 已讨论医疗保险会提高民营医院的医疗质量，医疗质量的改善直接会引起医疗价格的上升，但是医疗质量引发的价格提升作用非常有限。

综上所述，可发现对公立医院和民营医院实施有差别的医疗保险待遇是一项可行的政策建议，同时公立医院享受的医疗保险保障水平不宜过大。因为医疗保险的保障水平带来的影响是双面的，一方面有利于民营医院的发展，另一方面会急剧增加公立医院的医疗价格。政策制定者有必要在医疗保险保障的双面效应之间进行权衡。

4.3.4 患者剩余比较分析

这里的患者剩余类似于一般博弈模型里说的消费者剩余。本章将消费者的异质性体现在选择行为不同，首先，模型假定消费者在生病时肯定会选择去医院，其中可选择公立医院就诊或者民营医院就诊。结合函数（4-7）和函数（4-8），则总患者剩余的表达如式（4-25）所示：

$$CS = CS_1 + CS_2$$

$$= \int_{\frac{p_1 - p_2(1 - \tau_2)}{q_1}}^{2} \left[\alpha(1 + q_1) - p_1 \right] \mathrm{d}\alpha + \int_{p_2(1 - \tau_2)}^{\frac{p_1 - p_2(1 - \tau_2)}{q_1}} \left[\alpha - p_2(1 - \tau_2) \right] \mathrm{d}\alpha$$

$$(4 - 25)$$

通过对市场地位对等研究、公立医院为领导者研究、民营医院为领导者研究三个不同博弈类型下的最优消费者剩余进行比较分析，得到命题4-4。

命题4-4：$CS^* < CS^{***} < CS^{**}$。

命题4-4的证明过程见附录。

命题说明：命题4-4中的数学公式表明，在公立医院占主导民营跟随的市场结构下总消费者剩余是最大的，而在古诺竞争的市场结构下总的消费者剩余是最少的，而民营医院占主导民营医院跟随的市场结构下总消费者剩余处于两者之间。为了更客观地了解该观点，可以见附录的图4-1和图4-2。

由此可见，引入社会资本与公立医院建立竞争关系，打破公立医院的垄断局面直接有利于患者，且维持公立医院占主导，民营医院跟随的市场结构是最有利于消费者剩余。这是因为中国是一个人口庞大的国家，绝大多数人的收入维持在中产阶级以下，更多的消费者更愿意选择去公立医院就诊。公立医院可以享受基本医疗保险的报销待遇，若选择去民营医院就诊则需要购买昂贵的商业保险才能享受医保待遇，而往往在优质的民营医院就诊其医疗价格相对公立医院要高些，并不是每个居民具有支付能力，但可以将收入高的消费者流向民营医院，从而减轻公立医院和政府财政压力。所以在民营医院占主导公立医院跟随的市场结构下，消费者剩余反而是最低的。

综上所述，毋庸置疑的是引入民营医院与公立医院竞争，直接获益的是消费者，且消费者在公立医院占主导民营医院跟随的市场结构下获益最大。鼓励发展更多的优质民营医院，形成与公立医院强有力的竞争对手是未来医疗改革的方向，而市面上关于民营医院的发展良莠不齐，且关于民营医院的丑闻一直不断，尤其是福建莆田人开的民营医院，多半是以欺骗手段忽悠消费者，像类似的民营医院国家应严厉打压，而像北京和睦家、东莞东华医院等优质的民营医院应鼓励发展，且这样优质的民营医院可以加快速度发展，这应该是医疗市场未来的发展趋势。

4.3.5 社会福利比较

人们的健康水平与国家的经济增长息息相关，若将我国的医疗服务完全市场化，也会引发很多不堪的后果，比如有限的医疗资源将掌握在富人手上，而穷人将无法及时享受应有的医疗资源，直接导致的后果是社会不稳定，抑制经济的增长。所以追求健康的医疗服务发展应该从整个社会角度出发，综合考虑各利益相关者，使得整个社会福利最大化才是关键。

社会福利函数具体如式（4-26）所示：

$$SW = CS + \sum_{i=1}^{2} \pi_i \qquad (4-26)$$

通过市场地位对等研究、公立医院为领导者研究、民营医院为领导者研究三个不同博弈类型下的最优社会福利进行比较分析，得到命题4-5。

命题4-5：如果 $0 < \tau_2 < \bar{\tau}_2$，$\bar{\tau}_2 \in (0, 0.85)$，则 $SW^* < SW^{***} < SW^{**}$。

命题4-5的证明过程见附录。

命题说明：命题4-5中的数学公式表明，社会福利水平在公立医院占主导、民营医院跟随的市场结构下最大，在古诺竞争的市场结构下社会福利水平最低，而民营医院占主导、公立医院跟随的市场结构下的社会福利水平处于两者之间。从整个社会福利水平的角度来看，公立医院占主导、民营医院跟随的市场结构是最好的。也就是说，公立医院承担主要的医疗服务，但同时需要有与之形成竞争关系的民营医院参与这个市场，这样民营医院可以承担一部分人的医疗服务，能有效减轻公立医院和政府医疗财政投入负担，同时整个社会福利水平在增加，是两全其美的事。为了更客观地了解命题4-5，我们对命题4-5中的结论进行了数字模拟，详情可见附录的图4-3和图4-4。

值得注意的是，命题4-5的结论成立有一个前提条件，该条件是政府对公立医院实施的医疗报销比例不能太大，存在一个区间限制，也就是说不同程度医疗保险保障水平对医疗市场的竞争格局产生不一样的影响。医疗保障水平不能过高，如果居民的实际医疗保险报销比例达到100%，则公立医院会出现拥挤不堪的局面，医疗资源出现大幅度的浪费，而有些居民需要永远排队，无法享受医疗资源，同时也非常不利于优质民营医院的发展。也就是说，从目前的情况来，全民免费医疗不适宜落地实施，即便当国家的竞争力达到一定的程度，也非常不适宜全民免费医疗。实际上，医疗产品作为一种商品，医院提供医疗服务向患者收取一定的医疗费用是天经地义的事，没有理由说要政府全部买单，目前政府实施一部分的医疗保障水平主要目的是解决患者因疾病返贫的现象。

综上所述，命题 4 - 5 的结论与前面的命题所表达的观点具有一致性。政策制定者应权衡医疗保障水平的利与弊，制定合理的医疗保障水平是关键点，医疗保障水平过大或过小都会引发不同层次的问题，无法达到医保政策改革的目的。其次在维持公立医院占主导、民营医院跟随的市场结构下鼓励发展更多的优质民营医院，使得整个社会福利水平达到最大化。

4.4 本 章 小 结

本章基于中国的医疗卫生实际情况，构建了两阶段三种不同市场结构下的公立医院与民营医院竞争的博弈模型，并且引入医疗保险因素，研究保险补贴对公立医院与民营医院竞争和医疗质量的影响。与现有的文献研究不同之处是，本章同时考虑了公立医院与民营医院的质量差异和价格差异。主要分别从医疗质量、医疗需求、医疗价格、患者剩余和社会福利五方面作了分析和比较，得到了一些有意义的结论。第一，发现对公立医院与民营医院实施有差别的医疗保险待遇有利于民营医院的发展，可以发展更多优质的民营医院与公立医院形成有力的竞争力；因为公立医院享受的医疗保险会极大地刺激公立医院的医疗质量的改善，且在公立医院占主导、民营医院跟随的市场结构下民营医院的医疗质量提升速度最快，劣势的民营医院可以通过质量创新赢取市场份额求得较好的生存。医疗质量提升程度与行业的市场竞争结构有关，该结论与陈和程（Chen & Cheng）在2010 年的一篇文章表达的观点有差异，他们从实证方面验证发现产品质量的提升程度是与市场的竞争程度呈正向关系，即市场的竞争程度越高，则产品质量提升速度越快。本章表达的观点是医疗质量的提升速度是与行业的市场结构有关，不同的市场结构会对医疗质量产生不一样的影响，而不是单方面地与市场的竞争程度呈线性的关系。第二，不仅是民营医院的医疗质量提升速度在公立医院占主导、民营医院跟随的市场结构下最快的，而且消费者剩余、社会福利水平在公立医院占主导、民营医院跟随的市场结构下是最大的。该结论表达的政策含义是在维持公立医院占主导、民营医院跟随的市场结构下，大力发展优质民营医院与公立医院形成竞争关系是医疗领域发展的未来趋势，一方面可以将一部分患者转移到民营医院，另一方面可降低公立医院和政府医疗财政负担。第三，医疗保障水平引发的效应存在利与弊的权衡，一方面有利于刺激民营医院质量的改善，另一方面刺激公立医院医疗价格的上升（MaCall et al.，1991；Finkelstein et al.，2012）。政策制定者需要慎重对待医疗保障水平，并不是医疗保障水平越高越好，制定合理的医疗保障政策是关键。

随着经济的增长，人们收入的提高，优质的民营医院完全可以获得一定的医疗市场份额。对于目前中国的医疗市场来说，公立医院是医疗服务体系的主体，民营医院的市场份额还很低，主要是市面上的民营医院良莠不齐，尤其是关于福建莆田系民营医院的丑闻不断，严重地损害了消费者的利益，也同时损害了整个民营医院在消费者心里的形象，因此国家应该对这些良莠不齐的民营医院进行严格的管制，甚至可以将严重危害消费者利益的规模不大的民营医院进行关闭，而应集中精力鼓励和发展优质的民营医院，比如支持优质的民营医院发展医疗集团。

当然，本章也存在一定的研究不足。首先，本章所有的结论都是通过构建理论模型分析得来，没有经验数据进行实证方面的验证，当然这其中主要的原因是医疗保险和医疗质量方面的数据获取困难；其次，中国的公立医院目前明显面临容量约束问题，即公立医院的医疗资源比如床位数、医务人员的增加幅度远远赶不上医疗需求的增长速度，进行容量约束研究将是未来的研究方向。

第3章与第4章讨论了不对称医疗保险政策对医疗行业竞争的影响，医疗行业竞争主要涉及大型公立医院与基层医院的竞争以及公立医院与民营医院间的竞争，并且得到一些有意思的结论。结论表明医疗保险对医疗行业竞争存在积极的影响同时也存在消极的影响，积极的影响表现在不对称医疗保险更有利于刺激民营医院医疗质量的快速改善；当医院医疗报销比例差距较大情况下，医疗补贴效应有利于患者从大医院流向小医院。消极的影响主要表现在当医院间的医疗报销比例差距较大时，补贴效应促进小医院的诊疗人次数增加，而会降低其医疗价格和医疗质量，同时医疗保险提高公立医院的医疗价格，不利于公立医院回归公益性。由此可见，医疗保险是一把双刃剑，政策制定者需要在医疗保险带来的利与弊效应间进行权衡，慎重对待医疗保障水平，并不是医疗保障水平越高越好，制定合理的医疗保障政策是关键。

第 3 章与第 4 章主要是从医疗行业的角度分析医疗保险的影响，确定合理适宜的医疗保障水平很关键，而医保的目的最终是降低居民的医疗费用，改善居民健康，因此单从医院行业角度去制定医疗保险政策显得不适宜，还需要从居民健康的角度来分析医疗保障水平的适宜度，结合医疗保险对医院竞争和居民健康的影响来制定相关的医疗保险政策显得更科学。第 5 章将重点阐述医疗保险引发的健康效应研究。

第5章 医疗保障的健康效应研究

5.1 医疗保障对居民健康水平影响分析

第3章和第4章主要从理论模型出发验证医疗保障对医疗质量、医疗价格的影响，第5章是从实证的角度利用经验数据检验医疗保障的效果。由于医疗质量、医疗价格这些层面医疗服务数据在实际中获取极为困难，因此本章以健康水平间接地衡量医疗服务水平。

中国已基本实现了全民医保覆盖，在全民医保覆盖的同时国家每年在不断加大对医保的投入，不断提高居民的医疗保障水平。但是医疗保险在增加医疗服务的覆盖性和居民的保障水平时，是否带来了可观的健康效应值得我们去探讨。医疗保险引发的健康效应包括两类：一类指的是健康风险行为效应，由于被保险人生病后获得补偿，因此可能会减少出险前的预防行为，如减少运动、增加久坐、吸烟、饮酒等不良生活习惯，从而提高了疾病风险发生的概率，也称为事前道德风险；另一类指的是健康结果效应，患者在拥有健康保险后，由于面临较低的边际价格因而增加医疗资源的利用改善健康水平。在评估医疗保障制度中，我们需要从健康结果效应和健康风险行为效应两方面综合评估医疗保险实施效果，以更有效、更科学的方式去评估我国医疗保险政策所产生的健康绩效。

目前关于医疗保险对人们健康风险行为和健康结果的影响基本都属分开的独立研究，其中对健康结果效应的研究颇为丰富。且不同研究者采用不同的数据，利用不同的方法得到不一样的结论，而综合分析医疗保险对健康风险行为与健康结果的影响研究甚少。医疗保险对人们的健康风险行为和健康结果产生的影响会出现以下四种情况。情况一是人们的健康风险行为提高，健康结果下降，表明医疗保险实施效果是最失败的；情况二是人们的健康风险行为没有提高，而人们的健康结果下降，则表明医疗保险的实施效果也是失败的；情况三是人们的健康风险行为提高，健康结果改善，表明医疗保险实施效果有所打折，为调整医疗保障水平提供依据；情况四是人们的健康风险行为没有提高，且人们的健康结果改善，说明医疗保险的实施效果是有效的，而且可以为进一步改善医疗保障水平提供依据。本章的意义在于验证目前我国的新农合医疗保险对人们的健康风险行为和健康结果的影响，更科学、综合地评估医疗保险的实施效果，同时也为医疗保障水平的调整提供依据。本章将利用中国家庭跟踪数据全面分析新农合引发的健康效应，以便更全面地反映新农合对居民行为的影响。

本章的研究内容具体包括：健康风险行为效应，其衡量指标是个体的健康风险行为，包括运动、吸烟、饮酒。首先，健康结果效应是指新农合导致的医疗服务利用率的提高是否有显著的提高人们的健康水平。如果显著地提高了人们的健康状况则是合理的有效的需求释放，否则便发生了本章所界定的事后道德风险。其次，性别差异会对人们健康预防行为产生很大影响，如男性更喜欢吸烟、喝酒等，因此本章还研究了不同性别健康风险行为和健康状况的差异。

5.2 新农合引发的健康效应：理论分析

本章接下来将构建一个关于新农合的事前、事后道德风险的理论模型。

首先假设消费者面临两种状态（0，1）：状态 1 为健康状态，状态 0 为遭遇损失的生病状态。状态 0 和状态 1 的发生概率分别为 p 和 $1-p$。其次，假定如果生病就会选择就医。生病与否的概率 $p(y, \beta_i)$ 为预防生病投入（加强锻炼、减少吸烟与喝酒等行为）y 和不同类型患者的看病成本 β_i，$i = \{男性，女性\}$ 的函数。

生病时效用函数：$U(y, \beta_i) = u_0 + b - c_0\beta_i - c(y)$。$u_0$ 为基本效用水平，基本效用包括其他消费所获得的效用，b 为医疗补贴（即医疗报销），c_0 为患者的边际就医成本，$c(y)$ 为预防投入成本。假定 $p(y, \beta_i)$ 和 $c(y)$ 二阶可导，且有 $\dfrac{\mathrm{d}p(y, \beta_i)}{\mathrm{d}y} < 0$，$\dfrac{\mathrm{d}c(y)}{\mathrm{d}y} < 0$；$\dfrac{\mathrm{d}^2 p(y, \beta_i)}{\mathrm{d}y^2} < 0$，$\dfrac{\mathrm{d}^2 c(y)}{\mathrm{d}y^2} > 0$。不生病时效用函数：$\hat{U}(y, \beta_i) = \hat{u}_0 - c(y)$。$\hat{u}_0$ 为不生病时的基本效用，假设 $\hat{u}_0 > u_0$，不生病时的基本效用大于生病时的基本效用。则：

$$U(y, \beta_i) = \begin{pmatrix} u_0 + b - c_0\beta_i - c(y), & p = p(y, \beta_i) \\ \hat{u}_0 - c(y), & p = 1 - p(y, \beta_i) \end{pmatrix} \quad (5-1)$$

在建立了效用函数之后，据此本研究可得下面三个重要结论，随后将进一步用经验数据验证该结论。

命题 5 - 1：（1）上述效用函数存在疾病预防投入最优内点解 y^*。（2）存在医疗补贴 b^*，使得当 $\underline{b} < b < b^*$ 时，不存在事前道德风险；$b^* < b$ 时存在事前道德风险。

证明：构建函数 $f = [1 - p(y, \beta_i)][\hat{u}_0 - c(y)] + p(y, \beta_i)[u_0 + b - c_0\beta_i - c(y)]$，$f$ 是两种状态下的总期望效用。则最优 y^* 由最大效用决定。

$$\frac{\mathrm{d}f}{\mathrm{d}y} = \frac{\mathrm{d}p(y, \beta_i)}{\mathrm{d}y}[u_0 - \hat{u}_0 + b - c_0\beta_i] - \frac{\mathrm{d}c(y)}{\mathrm{d}y} = 0 \qquad (5-2)$$

令 $g = \dfrac{\mathrm{d}f}{\mathrm{d}y^*} = \dfrac{\mathrm{d}p(y^*, \beta_i)}{\mathrm{d}y^*}[u_0 - \hat{u}_0 + b - c_0\beta_i] - \dfrac{\mathrm{d}c(y^*)}{\mathrm{d}y^*}$

则有
$$\begin{cases} \dfrac{\mathrm{d}g}{\mathrm{d}y} = \dfrac{\mathrm{d}^2 f}{\mathrm{d}y^2} = \dfrac{\mathrm{d}^2 p(y, \beta_i)}{\mathrm{d}y^2}[u_0 - \hat{u}_0 + b - c_0\beta_i] - \dfrac{\mathrm{d}^2 c(y)}{\mathrm{d}y^2} \\ \dfrac{\mathrm{d}g}{\mathrm{d}b} = \dfrac{\mathrm{d}p(y, \beta_i)}{\mathrm{d}y} \end{cases} \qquad (5-3)$$

另由隐函数命题法则可知：

$$\frac{\mathrm{d}y}{\mathrm{d}b} = -\frac{\dfrac{\mathrm{d}g}{\mathrm{d}b}}{\dfrac{\mathrm{d}g}{\mathrm{d}y}} = -\frac{\overbrace{\dfrac{\mathrm{d}p(y, \beta_i)}{\mathrm{d}y}}^{<0}}{\underbrace{\dfrac{\mathrm{d}^2 p(y, \beta_i)}{\mathrm{d}y^2}}_{<0}\underbrace{[u_0 - \hat{u}_0 + b - c_0\beta_i]}_{\substack{\text{当}b\text{较小时，}<0 \\ \text{当}b\text{较大时，}>0}}\underbrace{\dfrac{\mathrm{d}^2 c(y)}{\mathrm{d}y^2}}_{>0}}, \quad \text{进一步可知：}$$

$$\begin{cases} \dfrac{\mathrm{d}y}{\mathrm{d}b} \geq 0, & \text{如果}\dfrac{\mathrm{d}^2 p(y, \beta_i)}{\mathrm{d}y^2}[u_0 - \hat{u}_0 + b - c_0\beta_i] \geq \dfrac{\mathrm{d}^2 c(y)}{\mathrm{d}y^2} \\ \dfrac{\mathrm{d}y}{\mathrm{d}b} < 0, & \text{如果}\dfrac{\mathrm{d}^2 p(y, \beta_i)}{\mathrm{d}y^2}[u_0 - \hat{u}_0 + b - c_0\beta_i] < \dfrac{\mathrm{d}^2 c(y)}{\mathrm{d}y^2} \end{cases}, \quad \text{当}\dfrac{\mathrm{d}y}{\mathrm{d}b} \geq 0 \text{ 时，不存}$$

在事前道德风险；$\dfrac{\mathrm{d}y}{\mathrm{d}b} < 0$ 时，存在事前道德风险。

此外，最优补贴指的是当生病与健康两种状态无差异。由 $p(y, \beta_i)[u_0 + b - c_0\beta_i - c(y)] = [1 - p(y, \beta_i)][\hat{u}_0 - c(y)]$ 可知 $b = \dfrac{1 - p(y, \beta_i)}{p(y, \beta_i)}[\hat{u}_0 - c(y)] - [u_0 - c_0\beta_i - c(y)]$。假设 y^* 为上式的最优解，则有 $b^* = \dfrac{1 - p(y^*, \beta_i)}{p(y^*, \beta_i)}[\hat{u}_0 - c(y^*)] - [u_0 - c_0\beta_i - c(y^*)]$。故，当 b 较小时，即

$\underline{b} < b < b^*$ 时（$\underline{b} > 0$），有 $\dfrac{\mathrm{d}y}{\mathrm{d}b} \geq 0$①，即补贴对健康投入有促进作用，不存在事前道德风险②；当 b 较大时，即 $b^* < b$ 时，有 $\dfrac{\mathrm{d}y}{\mathrm{d}b} < 0$，即补贴对健康投入有阻碍作用，存在事前道德风险。

命题 5 – 2：存在医疗补贴 b^*，使得当 $\underline{b} < b < b^*$ 时，不存在事后道德风险；$b^* < b$ 时存在事后道德风险。

由函数的转换形式有：$\dfrac{\mathrm{d}p(y, \beta_i)}{\mathrm{d}b} = \dfrac{\mathrm{d}p(y, \beta_i)}{\mathrm{d}y} \dfrac{\mathrm{d}y}{\mathrm{d}b}$。

已知 $\dfrac{\mathrm{d}p(y, \beta_i)}{\mathrm{d}y} < 0$，所以当 $\dfrac{\mathrm{d}y}{\mathrm{d}b} \geq 0$ 时，有 $\dfrac{\mathrm{d}p(y, \beta_i)}{\mathrm{d}b} \leq 0$；当 $\dfrac{\mathrm{d}y}{\mathrm{d}b} < 0$ 时，有 $\dfrac{\mathrm{d}p(y, \beta_i)}{\mathrm{d}b} > 0$。即当 $b^* < b$ 时，补偿比例 b 越大生病概率越小，一方面说明人们的健康状况在改善，另一方面说明出现过分享受医疗服务现象的概率会减少。当 $b^* < b$ 时，补偿比例 b 越大生病概率越大，一方面说明人们的健康状况没有得到改善，另一方面说明过分享受医疗服务现象的概率会增加。

因此，存在医疗补贴 b^*，使得当 $\underline{b} < b < b^*$ 时，不存在事后道德风险；$b^* < b$ 时存在事后道德风险。

命题 5 – 3：$E[p(y, \beta_i)U(y, \beta_i)\,|_{i=男}] > E[p(y, \beta_i)U(y, \beta_i)\,|_{i=女}]$，即给定医疗补贴水平，男性比女性会享受更多的医疗服务。

证明：假设 $\beta_男 < \beta_女$，即男性的看病成本小于女性，这是因为在我们的日常生活中，女性在生病就医的过程精神压力往往比男性高，在其他因素相同的情况下，女性所承担的看病成本高于男性，其就医意愿程度不如男性。

由 $\beta_男 < \beta_女$，可知 $b - \beta_{i=男}c_0 > \beta_{i=女}c_0$，所以当生病时有，不生病时有 $E[p(y, \beta_i)U(y, \beta_i)\,|_{i=男}] = E[p(y, \beta_i)U(y, \beta_i)\,|_{i=女}]$。因而有 $E[p(y, \beta_i)U(y, \beta_i)\,|_{i=男}] \geq E[p(y, \beta_i)U(y, \beta_i)\,|_{i=女}]$。

---

① 由于 $\dfrac{\mathrm{d}^2 p(y, \beta_i)}{\mathrm{d}y^2} < 0$，只有当 $[u_0 - \hat{u}_0 + b - c_0\beta_i]$ 越小，不等式 $\dfrac{\mathrm{d}^2 p(y, \beta_i)}{\mathrm{d}y^2}[u_0 - \hat{u}_0 + b - c_0\beta_i] \geq \dfrac{\mathrm{d}^2 c(y)}{\mathrm{d}y^2}$ 才会越容易成立。要使 $[u_0 - \hat{u}_0 + b - c_0\beta_i]$ 越小，即 b 较小时前者成立。

② 理论上 b 越小越不会导致事前道德风险行为。但 b 即医疗报销额度不能太小，否则会使 $U(y, \beta_i) = u_0 + b - c_0\beta_i - c(y) < 0$，即导致"因病致贫"，因而 $b \in [\underline{b}, b^*]$，而非 $b \in [0, b^*]$。

因此，我们可以认为男性享受医疗服务所带来的期望效用大于女性。男性更愿意选择就医，而女性更愿意通过增加健康预防投入来达到健康状态。

综上所述，我们得到了当医疗报销补偿低于最优报销补偿时，医疗保险并不会引发道德风险（包括事前与事后道德风险），即无论是从对居民的健康行为还是居民的健康结果来看，医疗报销补偿引发的健康效应的边际效用是递增的。而当医疗报销补偿高于最优报销补偿时，医疗保险则会引发事前与事后道德风险。并且当假设男性就医成本大于女性就医成本时，男性与女性会选择不同的方式来获取健康。本章的下文将从实证方面来验证上述三个理论命题。

5.3　新农合引发的健康效应实证研究

5.3.1　数据介绍及变量定义

本章所采用的数据来源于中国家庭追踪数据库（CFPS）。该数据库涉及受访者多方面的信息，包括人口统计学特征、工作、健康、生活状况等多方面信息。在该数据库挑选出 2010 年和 2012 年两次调查均健在的受访者作为研究对象，因此构成了一个跨期为两年的平衡面板数据。考虑到农村人口与城镇人口在享受医疗资源方面的差异，我们将医保对象锁定在新农合。样本参合组定义为"2010 年没有任何保险，但在 2010～2012 年仅加入'合作医疗'的农村人口"；而控制组则为"2010～2012 年均没有任何医疗保险的农民"。因此样本中不再包含 2010 年前参加新农合个体，以及加入其他医疗保险的个体。经过上述限定后，样本分析对象包括 1 000 个农村人口，其中实验组和对照组分别为 745 个和 255 个。本章主要解释变量为"是否加入新农合"，"加入"赋值为 1，否则取 0。被解释变量分为两类。第一类是衡量生活方式的指标。包括一周锻炼几次、是否吸烟、是否每周喝酒 3 次以上。第二类是衡量健康状况的指标。包括自评健康[①]、健康状况和一年前比较起来如何、过去两周内是否有身体不适。中

---

① 这一指标基于对问卷中"您觉得现在您自己的健康状况怎么样"的回答。我们将"非常健康""很健康"赋值为5，"比较健康"赋值为4，"一般健康"赋值为3，"比较不健康"赋值为2，"非常不健康"赋值为1。"不适用"视为缺失值。

介变量为医疗服务利用率：是否住过院，采用住院率作为医疗服务利用率的代理变量。[1] 另外影响居民的生活方式和健康的因素还有很多，本章将社会、经济及人口学特征视为控制变量。包括年龄、性别、受教育程度、婚姻状态、是否有工作、身高、体重和收入。

5.3.2 描述性统计

表 5-1 给出了参合组和控制组的描述性统计。其中，前两列和后两列分别是 2010 年和 2012 年参合组在加入新农合前后与控制组相比较的特征描述。可以看出，2010 年加入新农合以前，参合组与控制组在健康风险行为、健康以及医疗服务利用率方面并无明显差别。而在参合组加入新农合后的 2012 年，两组的健康风险行为、健康水平有所改善，但是住院率也在上升。与控制组相比，参合组的喝酒次数减少较明显（两组值分别为 0.21 和 0.15，p 值为 0.039 < 0.05），住院率两组值分别为 0.04 和 0.1，p 值为 0.005 < 0.01，说明参合组享受医疗服务明显高于控制组。从社会、经济及人口学特征方面的指标来看，参合组与对照组之间存在显著差异，所以在进行后面的倍差法回归时有必要加入控制变量中，同时还需要进行倾向匹配尽量减少参合组与对照组之间的差异，使得结果估计更准确。

表 5-1　　　　　　　　　　　新农合样本描述统计

变量名 (变量代码)	2010 年		2012 年	
	参合组	控制组	参合组	控制组
类别 1：生活方式				
一周锻炼了几次（qp8）	1.27 (0.65)	1.26 (0.65)	2.17 (1.76)	2.25 (1.74)
最近 1 个月，您是否吸烟（否 = 0）（qq21）	0.29 (0.46)	0.31 (0.46)	0.28 (0.45)	0.31 (0.46)
最近 1 个月，您是否每周喝酒 3 次以上（否 = 0）（qq31）	0.16 (0.37)	0.18 (0.39)	0.15** (0.36)	0.21 (0.41)

---

① 新农合是一种以大病统筹为主的农民医疗互助共济制度，而住院率这个指标能更好地反映新农合在大病统筹上的实施效果。

变量名 （变量代码）	2010 年		2012 年	
	参合组	控制组	参合组	控制组
类别2：健康类变量				
您认为自己的健康状况如何（qp3）	3.55 (1.45)	3.69 (1.40)	3.83 (1.98)	4.11 (2.03)
您觉得您的健康状况和一年前比较起来如何（qp301）	1.80** (0.69)	1.92 (0.68)	1.69 (0.62)	1.69 (0.60)
过去两周内，您是否有身体不适（否＝0）（qp41）	0.72 (0.45)	0.73 (0.45)	0.65 (0.48)	0.69 (0.46)
类别3：住院服务利用率				
去年您是否住过院（否＝0）（qp61）	0.08 (0.27)	0.07 (0.26)	0.1*** (0.30)	0.04 (0.20)
类别4：社会、经济及人口学特征				
省份（provcd）	15.48*** (7.66)	11.96 (7.55)	15.48*** (7.66)	11.96 (7.55)
年龄（qalage）	46.27* (15.44)	44.23 (16.05)	48.32* (15.41)	46.22 (16.03)
性别（男＝0）（gender1）	0.60*** (0.49)	0.51 (0.50)	0.60*** (0.49)	0.51 (0.5)
教育程度（qc1）	1.85*** (1.01)	2.10 (1.14)	1.99*** (1.01)	2.24 (1.11)
现在的婚姻状况（未婚＝0）（qe11）	0.93** (0.25)	0.89 (0.31)	0.95* (0.21)	0.91 (0.29)
您现在有工作吗（否＝0）（qg31）	0.37*** (0.48)	0.48 (0.50)	0.51 (0.5)	0.51 (0.5)
您现在的身高是（厘米）（qp1）	161.06*** (8.32)	162.87 (9.35)	160.51* (9.53)	162.39 (9.65)
您现在的体重是（斤）（qp2）	113.06** (21.14)	116.18 (21.75)	113.51 (21.43)	115.11 (22.67)
您个人的总收入是多少元（qk601）	4 299.21** (8 295.84)	5 633.93 (8 073.65)	5 371.72 (13 886.6)	7 424.19 (11 940.16)

注：1）：参合组指2010年未参加新农合，但此后到2012年参加新农合的个体；控制组指2010年到2012年都未参加新农合的个体。2）括号内为样本标准差。3）***、**、*分别表示1%、5%和10%的显著性水平；此处 p 值是对给定年份的各个变量进行两组差别的 t 检验得到的。

5.4 DID 模型设定

为了估计医疗保险的实施过程中是否存在事前与事后道德风险问题，本章拟采用倾向分值基础上的倍差法（difference in difference）来实现这一目的。这是因为我们研究的实验个体是否参加"新农合"会受到很多其他因素的制约，它并非是一个随机的因素。比如身体状况差的个体更愿意参加，收入高的会更愿意参加等，因此存在一定的选择偏差（selection bias）。除了选择偏差，还存在变量遗落的问题。本章的数据来自中国家庭追踪调查，并没有考虑所有的因素，而倾向分值匹配基础上的倍差法是消除选择偏差和遗落变量的常用方法（郭申阳、马克·弗雷泽，2012）。该方法与固定效应模型比较有两个优势，分别是倾向分值匹配倍差法其回归模型本身不依赖于线性假设，即新农合对参合者的影响不是线性的，首先该方法估计出的结果仍然是一致的，其次是该方法对控制组的处理与其他方法不同的地方是在有个"共同支持"（common support）区间来选择控制组，即尽量选择那些除"是否参合"以外其他各方面特征与实验组（参合组）中的参合者相近的个体，使得实验组与控制组之间更加可比，因而得到的估计会更精确一些。

倾向匹配倍差法前提是要估计倾向分值函数（propensity score function）p（是否参加新农合 = 1 | X_{it}），再根据函数估计出每个个体的倾向值。倾向分值函数指的是给定"一组可观察的特征"情况下个体 i 参加新农合的概率。根据所估计出来的倾向值为标准对样本进行匹配。常见的匹配方法是规值半径匹配方法（caliperand radius matching）（郭申阳、马克·弗雷泽，2012）。配对完成后，需做共同支持检验和匹配度检验（见表 5 - 2）。共同支持检验发现，参合组和控制组个体的倾向值大多落在 [0.5, 0.8] 之间，因此我们有足够的样本获得了共同支持。根据式（5 - 4）（Heckman et al., 1997；Eichler & Lechner，2002），就可以估计得到"新农合对参合者的平均效应"，用 $\tau_{\mathrm{ATT}}^{\mathrm{PSM}}$ 表示：

$$\tau_{\mathrm{ATT}}^{PSMDID} = E_{P(X_i) \mid D_i = 1} \{ E(\Delta Y_{1it} \mid D_i = 1, P(X_i)) - E(\Delta Y_{0it} \mid D_i = 0, P(X_i)) \}$$

$$(5-4)$$

这里，Y_{1it} 是个体 i 在 t 时点"参加新农合"的潜在结果（potential outcome），Y_{0it} 是个体 i 在 t 时点"不参加新农合"的潜在结果，其中，

$\Delta Y_{1it} \equiv Y_{1it} - Y_{1it-1}$，$\Delta Y_{0it} \equiv Y_{0it} - Y_{0it-1}$。$D_i = 1$ 表示参加新农合；$D_i = 0$ 表示没有参加新农合。

表 5 - 2　　　　倾向分值匹配基础上的差分内差分方法的匹配程度检验

变量	均值		标准偏差	标准偏差减少（%）	t - 检验	
	参合组	控制组			t统计量	p 值
qp8	1.67	1.73	1.35	2.35	0.70	0.482
qq21	0.30	0.31	0.46	- 0.99	0.37	0.712
qq31	0.16	0.20	0.38	- 3.58	1.27	0.206
qp3	5.16	3.90	1.61	7.78	- 13.54	0.000
qp301	2.01	1.81	0.61	7.17	- 5.19	0.000
qp41	0.88	0.71	0.40	12.21	- 6.58	0.000
qp61	0.06	0.06	0.23	15.19	0.15	0.879
provcd	15.42	11.96	7.88	- 1.36	- 7.16	0.000
qa1age	32.85	45.22	14.45	7.59	15.14	0.000
gender1	0.58	0.51	0.50	- 0.92	- 2.27	0.024
qc1	2.26	2.17	1.10	- 5.17	- 1.25	0.213
qe11	0.86	0.90	0.32	- 28.49	1.93	0.054
qg31	0.47	0.50	0.50	- 0.33	0.88	0.377
qp1	162.80	162.64	8.66	4.84	- 0.29	0.771
qp2	117.24	115.66	21.41	0.55	- 1.14	0.253
lqk601	6.50	6.23	3.99	1.38	- 0.83	0.409

表 5 - 2 结果显示匹配质量总体较好，倾向分值函数设定较合理。在完成上述样本的界定和检验之后，引入倍差法（DID），具体估计方程如下：

$$Y_{it} = \beta_0 + \beta_1 \cdot du_i + \beta_2 \cdot dt + \gamma \cdot du_i \times dt + \varepsilon_{it} \qquad (5-5)$$

其中，Y_{it} 是个体 i 在 t 时点的被解释变量，代表参合者的健康风险行为和健康状况。$du_i = 1$ 表示个体 i 参加了新农合，为参合组；$du_i = 0$ 则表示个体 i 没有参加新农合，为对照组。变量 $dt = 0$ 表示 2010 年，$dt = 1$ 表示 2012 年。ε 为估计扰动项，且满足 $E(\varepsilon_{it}) = 0$ 假设。交互项 $du_i \times dt$ 是倍差法估计量，其估计系数 γ 即度量了新农合对健康风险行为和健康状况的影响。$\gamma < 0$ 意味着与对照组相比，新农合通过前、后两个时期间参合组

个体的生活方式及健康状况下降更多。对于其他回归系数来说，β_1 反映了参合组个体的生活方式或健康状况相对于对照组个体的不随时间变化的差异；β_2 反映了个体参保前后，除去参合因素之外的其他不随时间变化的因素对参合组个体的生活方式及健康状况的影响。

首先除去是否参合这个因素，居民的生活方式及健康状况还可能受到个体的基本特征和社会经济地位的影响。为了控制这些因素，将回归方程（5-5）扩展为如下形式：

$$Y_{it} = \beta_0 + \beta_1 \cdot du_i + \beta_2 \cdot dt + \gamma \cdot du_i \times dt + \sum_j \theta_j cv_{it}^j + \varepsilon_{it} \qquad (5-6)$$

方程（5-4）中的控制变量（cv_{it}^j）包括：年龄（$qalage$）、性别（$gender1$）、教育程度（$qc1$）、婚姻状况（$qe11$）、是否有工作（$qg31$）、身高（$qp1$）、体重（$qp2$）、收入的对数（$lqk601$）。

其次本章界定的事后道德风险引入了中介变量医疗服务利用率（$qp61_{it}$），因此医疗保险是否引发事后道德风险的具体估计方程如下：

$$qp61_{it} = \beta_0 + \beta_1 \cdot du_i + \beta_2 \cdot dt + \gamma \cdot du_i \times dt + + \varepsilon_{it} \qquad (5-7)$$

$$Y_{it} = \beta_0 + \beta_1 \cdot du_i + \beta_2 \cdot dt + \beta_3 \cdot qp61_{it} + \gamma \cdot du_i \times dt + \varepsilon_{it} \qquad (5-8)$$

当满足方程（5-7）中的交互项 $du_i \times dt$ 的估计系数显著，且方程（5-8）中 β_3 与交互项 $du_i \times dt$ 的估计系数都显著，则医疗服务利用率的中介作用成立，表明新农合会通过医疗服务利用率来影响居民健康状况。

5.5　估计结果与讨论

5.5.1　全样本估计结果

为了使参合组与控制组之间具有更好的可比性，我们进行了匹配度检验，表5-2结果表明匹配质量总体较好，然而倍差法估计残差可能存在序列自相关，从而导致估计参数标准误的低估（Bertrand et al.，2004），即可能高估新农合作用的统计显著性。为了克服残差自相关带来的估计偏误，我们对标准误差进行稳健性修正。表5-3中的模型（1）~模型（3）给出了全样本下新农合对居民生活方式影响的估计结果。在控制居民的社会、经济及人口特征后，与控制组相比，参合组提高了健身和运动，减少了吸烟与喝酒，遗憾的是统计结果不显著。该结论与前面的描述性结果一致。说明参合者的健康风险行为得到了改善，虽然不显著，但也说明新农合引发事前道德风险证据不足。出现这一结果可能的解释是，新农合是以大病统筹为主，在实施初始阶段，其设计以及起付线、报销比例和封顶线上的规定过于严格，人们从新农合获益较少（方黎明、顾昕，2006），以及在新农合的推广过程中相伴随的医药保健知识的传播，也有助于健康生活方式的推广。因此，人们并不会因参加保险后而减少预防健康风险的投入。

表5-3中模型（4）和模型（5）指的是新农合对居民健康影响的估计结果，模型（6）指的是新农合对医疗服务利用率影响的估计结果，模型（7）和模型（8）指的是新农合通过医疗服务利用率影响健康的估计结果。表5-3中第（4）列和第（5）列表明参合者的自评健康（$qp3$和$qp301$）发生显著改善。估计结果显示，与控制组相比，参合者现在健康状况大致提高了0.59个单位，与前一年的健康相比提高了0.13个单位[①]，说明新农合对居民的健康状况有着一定的改善。另外，我们从表5-3的第（7）列发现，新农合显著地提高了人们的住院率。与控制组相比，参合者的住院率提高了将近60%（系数为0.589），且在5%的水平上显著。某种程度上说明新农合使得参合者享受了更多的住院医疗服务，大病得到了及时的治疗。在控制住院率后，发现回归系数符号前面的结论保持一致性，说明结果的稳健性。人们的自评健康水平与控制组相比提高程度都上升了，而且两者都通过了显著性检验。由此可见，医疗服务利用率的提高成为新农合影响参合者健康的一个重要渠道，且显著改善了人们的健康，该结论与程令国和张晔（2012）所发现的结论一致。因此，本章所界定的事后道德风险并不存在。该证据表明从道德风险方面来评估2010～2012年新农合政策正处于一个可行、合理的区间。

表5-3　　　　　　　　　新农合对健康风险行为与健康的影响

变量	(1) $qp8$	(2) $qq21$	(3) $qq31$	(4) $qp3$	(5) $qp301$	(6) $qp61$	(7) $qp3$	(8) $qp301$
du	0.132 * (1.91)	0.272 * (1.69)	0.235 (1.34)	0.738 *** (6.74)	0.0240 (0.39)	−0.516 ** (−2.35)	0.706 *** (6.44)	0.0142 (0.23)
dt	0.627 *** (3.08)	0.0490 (0.33)	0.0329 (0.21)	0.396 *** (2.71)	−0.211 *** (−3.67)	−0.314 * (−1.54)	0.356 ** (2.42)	−0.216 *** (−3.74)

---

① $qp301$这个指标是对问卷"您觉得您的健康状况和一年前比较起来如何"的回答，我们将变好记为3，不变记为2，变差记为1。

变量	(1) qp8	(2) qq21	(3) qq31	(4) qp3	(5) qp301	(6) qp61	(7) qp3	(8) qp301
$du \times dt$	0.337 (1.00)	−0.108 (−0.50)	−0.149 (−0.65)	0.586*** (3.23)	0.130* (1.69)	0.589** (1.97)	0.643*** (3.52)	0.140* (1.80)
N	965	965	965	968	968	968	968	968
R^2	0.153	0.379	0.282	0.276	0.070	0.107	0.312	0.112

注：1）括号内为对应的 t 统计量，* p<0.15，** p<0.05，*** p<0.01；2）回归方程中控制变量个数较多，限于篇幅只列出了解释变量对被解释变量的估计系数。

5.5.2 新农合对性别差异影响

表 5-4 描述性统计表明男性生活方式不如女性健康。虽然男性运动次数平均值大于女性，但不显著，而男性吸烟、喝酒频率都显著性大于女性。有研究发现，医疗保险或医疗补贴对健康风险行为及健康投资存在性别差异（梁海兵、卢海阳，2014）。表 5-5 是对性别进行分组，分别回归了新农合对健康风险行为和健康的影响。结果在回归系数在符号上基本保持了一致性。但在系数的大小和显著性上存在一定的性别差异。表 5-5A 的前 3 列表明新农合降低了男性的吸烟率和喝酒率，同时也降低了男性锻炼身体的频率，但在统计上都未能通过显著性检验。表 5-5B 的前 3 列新农合显著地提高了女性锻炼身体的频率，与控制组的女性相比，女性参合组每月的锻炼频率提高了 1.98 个单位。其他两列的系数不显著。再次说明新农合不但不存在事前道德风险，而且对女性的生活方式产生积极的意义。

表 5-4   男性与女性生活方式描述性统计

变量	男性	女性	显著性检验 p 值
锻炼次数（qp8）	1.73	1.68	0.50
是否吸烟（qq21）	0.61	0.043	0.00
是否喝酒（qq31）	0.37	0.03	0.00

表 5-5A 与表 5-5B 中第（4）和第（5）列表明新农合对参合者的健康影响程度存在性别差异。我们看到与控制组相比，无论是现在的健康状况（0.660>0.515）还是与前一年的健康状况相比（0.163>0.104），

男性参合者的自评健康提高程度都大于女性的自评健康程度。说明男性从新农合中获取的健康效应大于女性。另外，从表5-5第（6）列我们看出，男性参合者的住院率提高程度高于女性参合者的住院率提高程度（0.890 > 0.529）。同时我们在控制住院率后，第（7）列与第（8）列的结果表明，男性、女性的自评健康提高程度基本上升，同时男性因医疗服务利用率的提高而健康改善的程度大于女性。

表 5 - 5　　　　　　新农合对男性与女性的健康风险行为与健康的影响

变量	A：男性							
	(1) qp8	(2) qq21	(3) qq31	(4) qp3	(5) qp301	(6) qp61	(7) qp3	(8) qp301
du	0.165 * (1.74)	0.227 (1.19)	0.193 (0.99)	0.493 *** (3.26)	0.0433 (0.49)	- 0.653 * (- 1.63)	0.462 *** (3.08)	0.00113 (0.01)
dt	0.861 *** (2.94)	0.0606 (0.35)	0.0753 (0.42)	0.452 ** (2.13)	- 0.208 ** (- 2.57)	- 0.413 (- 1.12)	0.401 * (1.88)	- 0.210 ** (- 2.54)
du × dt	- 0.238 (- 0.53)	- 0.157 (- 0.61)	- 0.222 (- 0.85)	0.660 ** (2.58)	0.163 * (1.48)	0.890 * (1.66)	0.730 *** (2.83)	0.109 (1.00)
N	449	449	449	450	450	449	449	449
R^2	0.191	0.0790	0.0672	0.234	0.061	0.2677	0.302	0.114
变量	B：女性							
	(1) qp8	(2) qq21	(3) qq31	(4) qp3	(5) qp301	(6) qp61	(7) qp3	(8) qp301
du	0.0895 (0.92)	0.557 * (1.57)	0.392 (0.88)	0.964 *** (5.98)	0.0109 (0.13)	- 0.538 ** (- 2.06)	0.928 *** (5.72)	0.0129 (0.21)
dt	0.238 (0.96)	0.0276 (0.08)	- 0.0932 (- 0.24)	0.321 * (1.58)	- 0.210 ** (- 2.56)	- 0.305 (- 1.22)	0.287 (1.40)	- 0.218 *** (- 3.76)
du × dt	1.098 ** (2.26)	- 0.0631 (- 0.15)	0.111 (0.22)	0.515 ** (2.01)	0.104 (0.96)	0.529 * (1.48)	0.564 ** (2.19)	0.142 * (1.83)
N	516	516	492	518	518	599	599	518
R^2	0.169	0.0871	0.2323	0.316	0.095	0.050	0.321	0.107

注：1）括号内为对应的 t 统计量，* $p < 0.15$、** $p < 0.05$、*** $p < 0.01$；2）回归方程中控制变量个数较多，限于篇幅只列出了解释变量对被解释变量的估计系数。

综上所述，新农合不但没有引发事前道德风险反而引导女性进行更积极的生活方式，比如加强身体锻炼，说明目前我国新农合报销政策处于合理区间内。其中一种可能的解释是：一方面，参与新农合之前很多人生病后担心高昂的医疗费用而选择不去就医，参与新农合之后提高了生病后就医的积极性（但由于看病费用只能部分报销），看病过程以及相关医药保健知识的传播使人们认识到健康的重要性，因而提高了事前的健康预防投入；另一方面，一般来说，女性看病产生的心理压力大于男性，虽然有一定的报销补偿，但女性更愿意选择改善生活方式来获取健康。其次我们发现新农合也并未产生事后道德风险，说明目前的新农合产生的是一种合理有效的健康需求，并且男性参合者享受的住院医疗服务总量高于女性，且前者从新农合受益的健康效益也大于后者。

5.5.3 新农合对不同年龄群健康的影响

从年龄的描述性统计数据来看（见表5-6），样本个体的平均年龄是46岁，最小样本个体的年龄是16岁，最大的个体年龄是91岁，由于年龄跨区间较大，为了更清晰地了解样本年龄的分布，接下来进行年龄分组，并且画出年龄的分布图，见图5-1和表5-7。

表5-6 变量年龄的描述性统计

变量	样本数	均值	标准差	最小值	最大值
qalage	1020	46	14.45	16	91

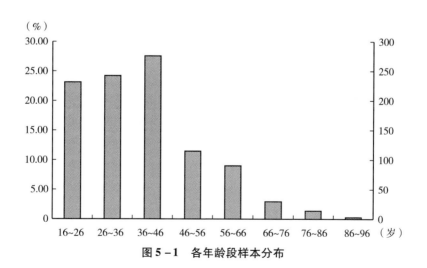

图5-1 各年龄段样本分布

表 5 - 7　　　　　　　　　　　　不同组间年龄频率

分组	频数	频率（%）	累积（%）
16～26 岁	236	23.14	23.14
26～36 岁	247	24.22	47.35
36～46 岁	281	27.55	74.90
46～56 岁	117	11.47	86.37
56～66 岁	92	9.02	95.39
66～76 岁	30	2.94	98.33
76～86 岁	14	1.37	99.71
86～96 岁	3	0.29	100.00

从图 5 - 1 可以看出，样本年龄主要集中在年轻人或者中年人，其中 26 岁以下个体占总样本 23.14%，位于年龄区间 26～36 岁的个体占总样本的 24.22%，位于年龄区间 36～46 岁的个体占总样本的 27.55%，位于年龄区间 46～56 岁的个体占总样本的 11.47%，而位于年龄区间 56～96 岁的个体数占总样本不超过 15%，因此符合本次条件参加调查问卷的居民主要是中年人或者年轻人。接下来，我们将整个样本分为三个子样本进行回归分析新农合对不同年龄群居民的健康风险和健康结果影响差异，三个子样本分别指的是年龄位于 16～36 岁区间的年轻人，年龄位于 36～56 岁区间的中年人，以及大于 56 岁的老年人。

由于老年人的样本数不足，以及一些变量的严重缺失，导致双重差分回归后结果无法呈现交叉项的系数，因此该部分将老年人的样本删除，仅对年轻人样本与中年人样本的双重差分法的回归结果进行比较分析。从表 5 - 8 的倍差法的回归结果来看，首先我们分析新农合对年轻人与中年人的健康风险行为影响进行比较，发现在控制居民的社会、经济等特征后，与控制组相比，年轻参合者的吸烟率明显降低，但是新农合对年轻参合者的锻炼次数与喝酒频率并没有显著的影响；而新农合提高了中年参合者锻炼身体的次数，但是对中年参合者喝酒与吸烟率没有显著的影响。出现这样的结果可能的原因是，年轻人相对中年人来说自身身体状况较好，患疾病的概率相对较低，因此对自身身体锻炼的重视可能不及中年人，但是不代表新农合对年轻人的生活方式不产生影响，年轻人在参加新农合后在某种程度上降低了其自身的吸烟率。因此，新农合对中年人生活方式的影响主要体现在锻炼身体，而对年轻人生活方式的影响主要体现在吸烟方面。其次我们分析新农合对不同年龄人群的健康结果影响来看，表5-8B很明显表明与控制组相比，在显著性水平5%的情况下，中年参合者的自评健康显著改善（0.542），同时中年参合者的住院利用率明显上升（1.316），而表5-8A中的估计结果表明与控制组相比，年轻参合者只是觉得自身健康比上一年有所改善（0.224），同时年轻参合者的住院利用率并没有像中年参合者提高的明显。而且中年参合者通过对医疗资源的利用明显改善了自身的健康水平（0.549），而年轻参合者由于对医疗资源利用得不是十分充分，因此其自身的健康状况改善的程度没有中年参合者的健康状况改善的程度明显。

表5-8　　　新农合对年轻人与中年人的健康风险行为与健康的影响

变量	A：年轻人							
	(1) $qp8$	(2) $qq21$	(3) $qq31$	(4) $qp3$	(5) $qp301$	(6) $qp61$	(7) $qp3$	(8) $qp301$
du	0.195 ** (2.33)	0.410 * (1.71)	0.266 (0.88)	0.180 (1.26)	-0.113 (-1.31)	-0.439 * (-1.51)	0.141 (0.99)	-0.123 (-1.42)
dt	0.622 ** (2.30)	0.500 * (1.85)	-0.165 (-0.46)	0.738 *** (3.27)	-0.275 *** (-3.01)	-0.399 (-1.19)	0.688 *** (2.99)	-0.269 *** (-2.91)
$du \times dt$	0.159 (0.39)	-0.624 * (-1.85)	0.0395 (0.09)	0.0453 (0.17)	0.224 ** (2.06)	0.670 * (1.56)	0.111 (0.41)	0.225 ** (2.05)
N	269	403	403	408	408	404	404	404
R^2	0.211	0.4033	0.3576	0.125	0.056	0.1093	0.136	0.061
变量	B：中年人							
	(1) $qp8$	(2) $qq21$	(3) $qq31$	(4) $qp3$	(5) $qp301$	(6) $qp61$	(7) $qp3$	(8) $qp301$
du	-0.00968 (-0.10)	0.413 * (1.66)	0.288 (1.20)	1.395 *** (9.01)	0.107 (1.12)	-0.967 ** (-2.15)	1.391 *** (8.91)	0.112 (1.15)
dt	0.380 * (1.45)	0.0235 (0.10)	-0.0242 (-0.12)	0.416 * (1.84)	-0.186 ** (-2.20)	-0.863 ** (-2.15)	0.410 * (1.79)	-0.193 ** (-2.26)
$du \times dt$	0.854 * (1.57)	-0.119 (-0.37)	-0.272 (-0.84)	0.542 ** (2.15)	0.0496 (0.41)	1.316 ** (2.00)	0.549 ** (2.15)	0.0556 (0.45)
N	222	375	375	376	376	365	375	375
R^2	0.180	0.3415	0.2351	0.377	0.093	0.179	0.376	0.088

注：1）括号内为对应的 t 统计量，* $p<0.15$、** $p<0.05$、*** $p<0.01$；2）回归方程中控制变量个数较多，限于篇幅只列出了解释变量对被解释变量的估计系数。

综上所述，我们发现中年人从新农合中受益程度明显高于年轻人，一方面是由于年轻人自身的健康状况本身比中年人好，另一方面是中年人对医疗资源的利用率高于年轻人。由于我国的基本社会医疗保险是一种覆盖面广，且与投保人自身的健康状况以及年龄无关，一般来说，身体状况较差且年龄较大的人群从医保中享有的收益最大，因此导致社会医疗保险带来的公平性不足。这也是体现我国社会保险与商业保险之间最大的不同之处，我国的商业保险直接与个人的身体状况及年龄等因素直接有关。虽然在我国农民收入相对城市人口相对较低，但事实上农民这个群体内部也存在很大的差异，我们需要对这个人群的医疗保险进行进一步的细分和规定，不能直接简化成统一对待。本章的研究结果表明，新农合对不同性别以及不同年龄群会产生不同的影响，男性因医疗服务利用率的提高而健康改善程度大于女性，同时女性因为心理因素等原因更偏向于健康风险行为预防；中年人从医保的收益程度大于年轻人，这些结论可以为我国医疗保险制度改革提供有力的参考依据。

5.6 本章小结

本章首先从理论上构建居民效用函数证明医疗保险对居民健康的影响存在两难困境，且医疗保障水平存在一个临界值使得医疗保险的产生的健康绩效最大化，即当医疗保障水平超过该临界值时其产生的健康效应会有所折扣。其次从实证上利用中国家庭跟踪数据调查的微观数据，从健康风险行为和健康结果两方面评估了医疗保险产生的健康绩效。结果发现，令人欣慰的是在中国农村人口群体中，参合者没有因新农合而减少预防健康风险行为，如吸烟、饮酒和减少运动等不良生活习惯。相反，女性参合者会因新农合而采取更积极的健康方式，比如加强运动锻炼。医疗服务利用率的提高成为新农合影响参合者健康的一个重要渠道，且显著提高了人们的健康水平。据此我们认为，参合者对新农合政策反应是消费更多的医疗服务，而这种服务显著地改善了人们的健康水平，是一种合理、有效的医疗服务需求的释放。而且发现男性因医疗服务利用率的提高而健康改善的程度大于女性。由此可见，目前中国的新农合政策实施是可行的、有效的，也就是说目前我国新农合保障水平处于合理的区间，但同时表明新农合的报销比例可能低于最优保障水平。该结论与赵绍阳等（2015）所发现的结论的区别在于本章是基于消费者健康效用最大化为目标，而后者则是基于社会福利最大化为目标，且两者评估的时间期限是基本相同。因此，为了进一步改善农民的健康，政策制定者可以适当提高新农合的补贴程度，以便进一步降低"因病致贫"现象的发生，同时发现新农合对不同性别与不同年龄群的影响存在差异，有必要进一步加强新农合的公平性建设。

本章的贡献有两点。第一，本章全面科学地评估新农合引发的健康效应，将健康风险行为和健康结果效应在同一样本、同一研究方法下进行综合考虑，能更科学地评估目前我国新农合的绩效同时也为我国医疗保障水平的调整提供依据。而以往研究在评估新农合的绩效同时忽略了健康风险行为的研究，而只注重健康结果效应的研究。第二，本章发现新农合引发的健康效应方面存在性别差异，而以往研究并没有关注这点。结果表明，女性更偏向的是通过增加预防投入来获取健康，而男性更偏向的是选择治疗来获取健康；中年人从医保的收益程度大于年轻人。最后，需要指出的是，由于衡量健康状况的客观指标缺失严重，没有纳入本研究中，而自评健康主观性强。所以仍需进一步研究新农合对客观健康指标的影响，以便得到对新农合更准确的评估。本章研究的对象是农民，他们的生活习惯和工作性质，以及在享受医疗保险待遇方面与城镇居民有很大差异。如果研究群体换成是城镇居民可能得出的结论不尽相同。

第 3 章与第 4 章讨论了不对称医疗保险政策对医院行业竞争的影响，医院行业竞争主要涉及大型公立医院与基层医院的竞争以及公立医院与民营医院间的竞争，结论表明医疗保险是一把双刃剑，政策制定者需要在医疗保险带来的利与弊效应间进行权衡，慎重对待医疗保障水平，并不是医疗保障水平越高越好，制定合理的医疗保障政策是关键。第 5 章从居民健康的角度评估医疗保险引发的健康效应，无论是从居民的健康行为还是居民的健康结果角度来看，新农合医疗保障水平处于一个合理有效的区间，同时也意味着新农合的报销比例可能低于最优保障水平，可以通过进一步提高新农合医疗保障水平来改善居民健康。

第 3、4、5 章已从医疗产品服务的供给方和需求方角度详细分析目前医疗保险政策的影响，第 8 章本研究将进一步补充探讨医保在公立医院改革补偿机制中的作用，我国公立医院改革关键在于补偿的问题，医保作为购买医疗产品服务的主要支付方，是医院与患者之间的第三方机构，具有与医疗服务提供机构谈判能力，在控制医疗费用方面发挥着关键因素。因此大胆尝试通过构建利益共同体相互博弈的理论模型，从理论模型分析医保在公立医院改革补偿机制的作用，更有利于推动我国公立医院改革的进展。

第 3 篇

医生人力资本
与医疗服务

第6章 医生人力资本的配置经济效率测算

6.1 问题提出

一个经济体的经济增长本质上取决于生产要素的数量及生产率水平两个方面。与此同时，一个国家或地区的医疗服务水平发展也取决于生产要素的数量及其配置效率（杨林、李思赞，2016）。值得关注的是，随着中国老龄化人口增长以及人们对美好生活需求的向往，医疗服务需求近年来呈现井喷式发展（2010~2019年全国医疗卫生机构总诊疗人次增长约50%）。同时，医院医生的受教育水平正在逐步改善，进而医生人力资本成为影响医院产出增长的重要因素之一。那么，测算不同层级医生人力资本的生产率，据此考察医生人力资本的配置状况，有利于探索未来提高医疗服务高质量发展的潜在方向。图6-1是全国医生学历构成变化趋势，2012~2018年，接受本科教育及以上的医生比例从34%提高到63%。那么，在一定水平的人力资本上，其配置效率是满足日益增长的医疗服务需求的关键点。在这样的背景下，挖掘以教育为重要构成的医生人力资本的配置效率，成为深化新医改的重点方向之一，同时成为推进健康中国进程的重点所在。

从配置效率的视角考察经济增长和生产率提升的做法备受学术界的关注，相关研究已经很丰富（曲玥，2019；Brandt et al.，2012；Chow & Li，2003；Hsieh，1999）。然而当前研究主要是从企业微观数据考察整个经济体，且存在一些薄弱环节。主要是在基于估算生产函数进而测算相关的生产率时，始终未能考虑劳动力的异质性（文东伟，2019；曲玥，2016；龚关和胡光亮，2013），难以估算综合人力资本的配置效率。其次，当前关于医生人力资本的配置效率研究更是极为匮乏。主要原因有两点：一是

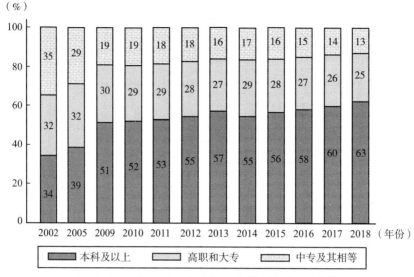

图 6-1　2002～2018 年全国医生学历构成变化趋势

医院层面的劳动力和医生人力资本的数据获取极为困难；二是卫生经济学与产业经济学之间的学科交叉体系还没有完全搭建，医生人力资本属于卫生经济学领域，而配置效率属于产业经济学范畴。改革开放初期，医生大多受教育程度较低，因而更多表现出较为同质的特点，随着 2009 年新医改的启动，公立医院改革不断深化，医院规模逐渐扩大，尤其是近年来三级医院规模扩展速度迅猛，对医生的教育水平有了更高的要求。与此同时，中国医院员工和医生的受教育程度有明显的提高，劳动力人力资本分布的差异开始拉大。在这样的背景下，如果忽视医院劳动力素质差异测算劳动生产率，据此得到的有关医院劳动力配置的相关特征将是有偏差的，尤其是可能模糊我国医疗深化改革过程不同素质劳动力在不同等级医院上各自的配置态势路径。本章在现有关注中国生产率及其配置效率的研究基础上，进一步考虑中国医院劳动投入的教育差异性，将医院总体的人力资本分解成简单劳动投入和受教育程度，并分别测算其生产率和配置效率。所测算出的结果将有利于进一步改善人力资本配置效率的关键领域，并尝试据此探析其对中国医改发展的影响。本章充分利用某省"医院-医生"匹配调查数据中医院层面的各项生产、财务指标以及医生受教育等信息，尝试将医生受教育程度纳入生产函数中，基于这样的生产函数准确测算相关的生产率水平，并且对以下三个问题进行测算和验证：（1）在生产函数中纳入医生受教育程度后，简单劳动投入配置状况如何？（2）医生受教育水平对医院产出及生产率的贡献如何？其配置状况有怎样的表现？（3）综合简单劳动力投入和医生受教育程度的配置状况，总体的医院人力资本的配置状况体现了当前医院发展的什么特点？

值得一提的是，现有研究在测算企业劳动生产率和配置效率时未能充分考虑人力资本相关因素，并非这一环节未能引起足够的关注，很大程度上是因为数据可得性的问题，尤其是关于医院层面的劳动生产率和配置效率的研究就更加匮乏。一般来说，关于教育对生产率的影响的研究主要集中为三类：一类是微观层面，个体或者家庭层面的教育对收入或者成长的影响（汪德华等，2019；Esther，2004；邢春冰等，2013）；二类是宏观层面，基于国家或者地区层面的宏观数据测算教育对经济增长的贡献（Martins & Jin，2010；Backman，2014；Teixeira & Queiros，2016）；三类是更多的研究聚焦在企业层面，企业层面的人力资本对企业创新、企业产出的影响（刘善仕等，2017；李静和楠玉，2019；邵文波等，2015）；然而，虽然学术界逐渐重视企业层面探讨教育的贡献，但仅有少量的研究对个别行业进行教育外部性的测算，而针对中国医疗行业医生人力资本对于产出的贡献的研究尚处于起步阶段。

伴随着中国医改的不断深化，一方面，近年来国家一直在通过各种政策提倡加强基层医疗服务能力；另一方面，大医院尤其是三级医院规模却在不断扩大，优质的医生人力资本是否依然在不断地向上集中。当前医生人力资本的配置效率是否得到了有效配置？在不同等级医院间配置状况和特征是什么？这些问题的结论对于发展我国医学教育、提高人力资本和促进中国医疗改革转型具有重要的现实意义和政策启示。

本章的结构安排如下：6.2 节介绍概念界定和基本模型；6.3 节测算包括人力资本在内的相关生产率及配置效率；6.4 节进一步区分医院人力资本的两项构成，并测算其各自的配置状况，并做不同等级医院的测算；6.5 节依据主要测算结果作总结和相应的政策思考。

6.2 概念界定和基本方法

6.2.1 数据介绍和概念界定

本章采用的是 2012～2016 年中国某省"医院－医生"匹配统计调查数据，不仅涵盖反映医院生产经营的基本财务信息，同时还包含丰富的医生受教育程度方面的信息。依据这套数据，本章将医生受教育程度等人力资本因素纳入生产函数的测算框架中，并据此开展关于人力资本对医院产出的贡献以及相应配置效率的测算。传统生产函数中的两大生产要素为资本和劳动。前面提到，由于医生受教育程度的数据难以获得，在以往关于医院数据估算生产函数时，往往将在职职工视为同质性的简单劳动力投入。然而，纳入生产函数的劳动力实际上是一个涵盖劳动力质量的综合人力资本，尤其是对于医疗行业，医生的人力资本水平对医院产出具有决定性的作用。综合人力资本，包括简单劳动力投入和劳动力素质两个方面，劳动力素质的含义较广，如受教育程度、技能、经验等方面都是劳动力素质的构成部分，其中，教育是最主要且最容易客观度量的方面。因此，本章主要以受教育程度 edu 来刻画医院劳动力质量差异。

（1）传统劳动投入 l，即医院劳动投入的绝对数量。在不考虑医院劳动力质量差异时，此时医院生产函数为 $Y = Ak^{\beta_1}l^{\beta_2}$。其中，$Y$ 为医院产出，l 为医院劳动投入，k 为医院资本投入，β_1 和 β_2 分别为资本弹性系数和劳动弹性系数。

（2）扩展传统劳动投入 l 为人力资本 hm 估算医院生产函数。医院总体的人力资本构成包括医院劳动力投入数量和受教育水平。在估算医院生产函数时，同时纳入简单劳动力数量 l_s 和教育程度 edu 两方面，假设受教育程度对医院产出的额外贡献为 $e^{f(edu)}$①，那么生产函数的形式为 $Y = Ak^{\beta_1}l^{\beta_2}e^{f(edu)}$，据此估算简单劳动力的生产率和医生受教育程度的贡献。

（3）医院人力资本水平 hm。综合人力资本水平 hm 是将简单劳动力投入和受教育水平同时纳入传统生产函数中，综合人力资本水平 hm 为 $l_s e^{f(edu)/\beta_2}$。相应地，医院的人力资本生产率为简单劳动力投入生产率与受教育对产出贡献的乘积 $mp(l_s)e^{f(edu)}$。

下面以弹性模型为例推导人力资本生产率和人力资本水平。推算人力资本生产率基本思路在于，探索同样 1 单位劳动投入在其受教育程度不同时，给医院产出体现出怎样的不同。

假定劳动力平均基准的受教育程度 edu 为 1 年，那么产出等于：

$$Y_1 = Ak^{\beta_1}l_s^{\beta_2}edu^{\beta_3} = Ak^{\beta_1}l_s^{\beta_2}$$

其中，l_s 为传统劳动投入 l，当考虑教育的生产函数在 $edu = 1$ 时，教育对产出的贡献为 1，即涵盖受教育程度为 1 年的劳动力边际产出 $mp(l_s)_{edu=1} = mpl$（传统的劳动生产率）；

假定另一医院劳动力平均受教育程度 $edu = 2$ 时，那么医院产出相当于：

---

① 此处的函数设定是便于后续取对数以设置有明确生产函数的可计量形式。

$$Y_2 = Ak^{\beta_1} l_s^{\beta_2} edu^{\beta_3} = Ak^{\beta_1} l_s^{\beta_2} 2^{\beta_3} = 2^{\beta_3} Y_1$$

相应地，多投入 1 单位涵盖受教育程度为 2 年的劳动力边际产出：

$$mp(l_s)_{edu=2} = 2^{\beta_3} mpl$$

即人力资本的生产率为传统生产率的 2^{β_3}，因此我们可推算人力资本生产率：

$$mp(hm) = mp(l_s) \times edu^{\beta_3}$$

关于人力资本水平的具体推算如下：考虑员工教育的生产函数为（弹性模型）$Y = Ak^{\beta_1} l_s^{\beta_2} edu^{\beta_3}$，这样的生产函数相当于在原有只考虑简单劳动力投入的生产函数 $Y = Ak^{\beta_1} l_s^{\beta_2}$ 的基础上倍乘了多少倍的简单劳动力投入 l_s 呢？假设倍数为 x，则满足如下公式 $Y = Ak^{\beta_1}(x \times l)^{\beta_2} = Ak^{\beta_1} l^{\beta_2} (edu)^{\beta_3}$。可推导出 $x = edu^{\frac{\beta_3}{\beta_2}}$，则人力资本水平为 $hm = l_s \times edu^{\frac{\beta_3}{\beta_2}}$。

6.2.2 涵盖医生受教育程度的生产函数的计量模型设定

由于人力资本以什么样的机制促进医院产出并不清楚，也就是员工受教育程度 edu 在生产函数中究竟以什么样的函数形式作用于产出并没有明确的设定。因此本章尝试从宏观增长角度和微观个体角度测度教育的贡献时经常采用的弹性模型和半弹性形式将其纳入生产函数中。具体的函数形式如下：

$$\ln y_i = \beta_1 \ln k_i + \beta_2 \ln l_{si} + \sum X_i + \varepsilon_i \qquad (6-1)$$

$$\ln y_i = \beta_1 \ln k_i + \beta_2 \ln l_{si} + \ln edu_i + \sum X_i + \varepsilon_i \qquad (6-2)$$

$$\ln y_i = \beta_1 \ln k_i + \beta_2 \ln l_{si} + edu_i + \sum X_i + \varepsilon_i \qquad (6-3)$$

模型（6-1）是作为基准来测算传统的边际劳动生产率 $\left(mpl = \beta_2 \dfrac{y}{l} \right)$，进一步，本章再分别测算考虑员工教育程度对于产出的弹性和半弹性的生产函数。对于弹性形式的模型（6-2）是将劳动力和受教育程度均为独立的生产要素存在于生产函数中，对应的边际劳动生产率和边际教育生产率分别为 $mp(l_s) = \beta_2 \dfrac{y}{l_s}$、$mpe = \beta_3 \dfrac{y}{edu}$，企业的人力资本水平为 $hm = l_s \times edu^{\frac{\beta_3}{\beta_2}}$。

除上述弹性和半弹性模型外，本章再次把教育 edu 作为独立的产出决定变量，但不对其具体生产函数做设定，采用的是 $plreg$ 非参数估计方法，具体见模型（6-4）：

$$\ln y_i = \beta_1 \ln k_i + \beta_2 \ln l_{si} + f(edu_i) + \sum X_i + \varepsilon_i \qquad (6-4)$$

1. 劳动生产率和配置效率的估算

传统总合劳动生产率和配置效率的测算。首先测算 2012～2016 年每个医院 i 的边际劳动生产率水平：$mpl_i = \beta_2 \dfrac{y_i}{l_i}$，之后，再以劳动力的权重（该医院劳动力占所有医院劳动力的权重）加权医院边际劳动生产率得到总合劳动生产率：

$$MPL_t = \sum domar_i(l) \times mpl_i$$

依据这样测算的每个医院的劳动生产率和总合生产率，可进一步从中分离出劳动力的配置效率（Olley & Pakes, 1996）。配置效率的推导如下：

假设 MPL_t 为某一年的总合生产率，s_{it} 为医院 i 在 t 年所占的劳动份额，mpl_{it} 是医院 i 在 t 年的劳动生产率，那么总合劳动生产率 MPL_t 可分解为：

$$MPL_t = \sum_{i=1}^{N_t} (\Delta mpl_{it} + \overline{mpl_t}) \times (\Delta s_{it} + \overline{s_t}) = \overline{mpl_t} + \sum_{i=1}^{N_t} (\Delta mpl_{it} \Delta s_{it})$$

$\overline{mpl_t}$ 和 $\overline{s_t}$ 分别为劳动生产率和劳动份额的均值，Δs_{it} 为该医院劳动份额高出平均份额的部分 $(s_{it} - \overline{s_t})$，$\Delta mpl_{it}$ 为该医院生产率高于生产率均值的部分 $(mpl_{it} - \overline{mpl_t})$，进而 $\sum_{i=1}^{N_t} (\Delta mpl_{it} \Delta s_{it})$ 代表配置效率。该分解框架的含义在于，现实中各个医院的劳动生产率是存在差异的，在劳动生产率均值一定情况下，一般劳动份额更大的医院的劳动生产率更高，那么劳动配置状况 $\Delta mpl_{it} \Delta s_{it}$ 为正值，进而提高总合劳动生产率，使其高于均值水平，反之亦反。

2. 主要变量的设定和处理

本章根据拟要研究的问题以及所设定的函数形式，涉及的主要指标包括医院产出，医院劳动投入、资本投入和人员平均受教育年限 4 个关键变量。其中，对于产出变量 Y，采用医院的收入；对于劳动投入，本章采用当年在职员工数；对于员工受教育年限，本章采用医生的平均受教育年限。主要原因是：一是医生是医院的核心资源，医生的受教育水平是影响医院收入的决定因素，而其他管理人员的受教育水平一般是同质化；二是受数据获取困难，本数据库不包含其他人员的受教育程度。对于资本变量，本采用医院当年的固定资产变量。为了避免各变量奇异值的影响，本章对所有指标采取 1% 样本的截尾处理。表 6-1 给出了关键变量的描述性统计。

表 6 – 1   主要变量的描述性统计

年份	产值（万元）		资产（万元）		劳动（人）		平均受教育年限（年）		样本量
	均值	标准差	均值	标准差	均值	标准差	均值	标准差	
2012	45 605.02	91 003.19	12 406.54	27 721.03	180.84	254.09	14.55	1.01	895
2013	47 557.92	85 951.98	12 729.09	26 472.26	184.62	249.14	14.54	1.01	899
2014	53 727.52	96 623.11	14 495.80	28 003.58	194.15	260.06	14.59	1.01	900
2015	58 362.33	101 752.80	15 532.26	29 679.91	200.57	265.43	14.62	1.01	898
2016	66 108.88	116 839.80	17 892.01	35 212.21	210.79	278.47	14.68	1.00	899

表 6 – 1 表明，2012 ~ 2016 年医生的平均受教育年份提升了 0.13 年，与 2021 年两会"十四五"规划中关于劳动年龄人口平均受教育年限从 2020 年到 2025 年提升 0.5 年比较，而医生作为高端的劳动力，其平均受教育年限还有很大的提升空间。另外，2012 ~ 2016 年医院收入与设备资产增长率都达到 45% 左右，劳动力投入增长率为 16.5%。

6.3　劳动生产率、医生人力资本生产率及配置效率

6.3.1　传统劳动生产率及配置效率

对于 6.2.2 节中 4 个生产函数的模型设定，表 6 – 2 给出了 OLS 方法的估算的相应结果，可以发现，模型（1）是基准模型，在把教育变量加入生产函数中［无论是弹性模型（2）还是半弹性模型（3），以及非参数 plreg 模型（4）］，资本的弹性系数均有变少，这在一定程度上说明，未在生产函数中纳入医生教育变量估计时，本属于教育程度对产出的贡献被误认为资本的贡献。此外，本章进一步采用控制企业固定效率方法，以及中间投入（卫生材料费 + 药品费用）作为代理变量的 LP 方法做了估算①，其结果显示，LP 方法估算的各要素弹性与 OLS 模型基本一致。考虑到本章的测算重点是配置效率状况与生产力占比，以及配置效率变化对生产率改善的影响本质来源于生产率的相对差异，无论采用哪一个估计出的要素

---

① 由于篇幅有限，详情可以向作者索取。

弹性，最终都体现每个企业的特定要素的平均生产率乘以一个弹性系数得到边际生产率，以及进而测算得到的配置效率。因此，鉴于 OLS 的估算结果的 R^2 最大，本章采用 OLS 估算的各要素弹性作为测算人力资本配置效率的依据。

表 6-2　　　　　　　　　　生产函数的估计结果

变量	（1）	（2）	（3）	（4）
ln$l$	1.2214 *** (0.0000)	1.1856 *** (0.0000)	1.1830 *** (0.0000)	1.1706 *** (0.0000)
ln$k$	0.1053 *** (0.0000)	0.1040 *** (0.0000)	0.1039 *** (0.0000)	0.0917 *** (0.0000)
lnedu		1.0442 *** (0.0000)		
edu_z1			0.0773 *** (0.0000)	
Year	是	是	是	是
_cons	3.0146 *** (0.0000)	0.3929 (0.3003)	2.0746 *** (0.0000)	
N	4 523	4 523	4 523	4 522
R^2_a	0.8807	0.8820	0.8821	0.6730

注：括号内为 p 值，* p < 0.10，** p < 0.05，*** p < 0.01。

根据前述的计算方法以及模型（1）的估算结果，表 6-3 给出的医院员工生产率和配置效率的测算结果显示，2012 年总合劳动生产率为 30.69 万元/人，2016 年为 38.18 万元/人，2012～2016 年增长约 24.4%。2016 年全部医院员工劳动生产率均值为 25.78 万元/人。也就是说，假如所有医院的生产率都一样，没有任何差异，那么总合生产率等于生产率均值 25.78 万元/人。然而，各个医院的生产率各不相同，且配置效率为 12.4 万元/人，即总体上医院的配置状况有所改善，进而总合生产率为生产率均值和配置效率之和 38.18（25.78 + 12.4）万元/人，大于生产率的均值。同时依据这样的结果，本章进一步测算总合生产率和配置效率在年份间的变化 [表 6-3 中的（d）和（e）]，以及配置效率的贡献率（e/d）。2012～2016 年医院员工劳动生产率增加 7.49 万元/人，配置效率增加 1.89 万元/人，配置效率的变化对员工劳动生产率的贡献为 25%，也就是说，配置状况的改善对医院员工劳动生产率增长起到了 1/4 的作用。

表 6 - 3　　　医院员工生产率及其配置效率的测算结果（已经除 10）

年份	(a) 生产率 平均值 （万元/人）	(b) 配置效率 （万元/人）	(c) 总合生产率 （万元/人）	(b/c) 配置效率 占比	(d) 总合生产 率变化 （万元/人）	(e) 配置效率 变化 （万元/人）	(e/d) 配置效率 贡献率
2012	20.1818	10.5091	30.6908	0.3424			
2013	21.4702	9.8776	31.3478	0.3151	0.6569	- 0.6314	- 0.9612
2014	22.8246	10.8573	33.6818	0.3223	2.3341	0.9796	0.4197
2015	24.3616	11.0583	35.4198	0.3122	1.7380	0.2010	0.1156
2016	25.7801	12.4037	38.1838	0.3248	2.7639	1.3454	0.4868
2012 ~ 2016					7.4929	1.8947	0.2529

注：(a) + (b) = (c)。

6.3.2　医院层面的医生人力资本生产率和配置效率

前文测算的是同质医院员工投入的劳动生产率，并据此测算了其总合生产率中的配置效率部分。事实上，每个医院的医生平均受教育年限计算的医生教育状况都存在巨大的差异，医生是作为异质性的投入存在每个医院中，员工的存在以其绝对数量和其人力资本结合在一起对医院产生影响。在一定程度上，排除人力资本水平和受教育程度差异较大部分绝对员工数量是一种抽象的存在，不具有实际的意义。把人力资本水平不同的劳动力混合在一起估算得到的劳动生产率值不太符合现实情况。

本章进一步尝试从员工教育构成情况将医院进行分类，把医院尽量整合成人力资本水平相似的微观个体，并对各个由较为同质的劳动力构成的医院组，分别估算其相似人力资本的配置效率。这样得到的不再是抽象的同质劳动力，而是具体的劳动力与受教育程度的整体。由于医院跟企业不一样，其产品的提供者主要是医生，每家医院的医生差异性远远超过其他员工的差异性，另外鉴于数据的可获得性，本章将仅探讨医生人力资本的配置效率，即将医生的受教育年限与员工数量结合测算每个医院的医生人力资本生产率水平。依数据发现，医生平均受教育年限集中在 12 ~ 16 年，本章以 1 年为间隔将其成分 5 个组，每个组内，相对而言医院的医生人力资本水平更为相似，分组后，再测算每个医院计入医生教育贡献的实际人力资本生产率水平，其计算方法如下：

$$MP(hm)\_hospital = mp(l_s)e^{f(edu)} \tag{6-5}$$

根据前面弹性模型（6-2）测算的简单员工的生产率水平（$mp(l_s)$），再结合医生受教育程度对医院产出的贡献 $e^{f(edu)} = edu^{\beta_3}$，计算得出该医院医生人力资本的生产率。

（1）医生人力资本生产率。图6-2给出了医生平均受教育程度在12~16年的5个医院组（1年为间隔）的医生人力资本生产率水平。结果显示，随着医院医生平均受教育程度的提高，医生人力资本生产率呈现快速提高的趋势。对于医生平均受教育年限在12~13年的医院，其医生人力资本的生产率仅为2.9843万元/人，而对于医生平均受教育年限在16年及以上的G5组，医生人力资本的生产率达到975万元/人，约为最低教育医院组生产率水平的326.9倍。意味着医院医生人力资本投入越高，其生产率将得到极大的提高。

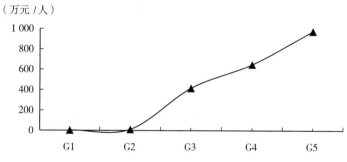

图6-2　医生人力资本生产率（以平均受教育年份分组）

注：图中给出的是2016年的情况；G1~G5分别代表医院医生平均受教育年份为12~13年、13~14年、14~15年、15~16年、16年以上的医院组。

（2）不同医生人力资本组别的配置状况。表6-4给出了2016年各个医院组的医生人力资本生产率及其配置状况，以及2012~2016年生产率的改善和配置效率变化及其对生产率改善的贡献情况。可以发现，在不同组别医生人力资本的配置状况存在很大的差异。在5个医院组中，2012~2016年医生人力资本生产率（除了G2组）均有不同程度的提高，而且所有组别中配置效率为正，且G4组的配置效率最高，意味着劳动力的配置状况改善提升了医生资本的生产率。从各个组别医生人力资本生产率的增长和配置变化看，G2和G5的配置状况从2012年至2016年有恶化的趋势，从而使得G2组的生产率下降，而G4组的生产率虽然没有下降，但是相对而言，提升幅度没有达到最优点。而且我们进一步通过配置效率的贡献率发现，G5 组的贡献率值为负值（－0.4027），意味着医生教育最高的医院组，医生人力资本的配置状况并不理想。换一句话理解，若 G5 组的配置效率没有进一步恶化，则该组的医生人力资本劳动生产率增长可以提高 40%。因此，需要加大高级别医院医生人力资本的配置效率。

表 6－4 根据医生受教育年份分医院组的医生

人力资本生产率及其配置效率

组别	(a) 生产率平均值（万元/人）	(b) 配置效率（万元/人）	(c) 总合劳动生产率（万元/人）	(b/c) 配置效率占比	(d) 总合劳动生产率差分（万元/人）	(e) 配置效率变化（万元/人）	(e/d) 配置效率贡献率
G1	2.7667	0.2176	2.9843	0.0729	0.3703	0.0482	0.1301
G2	10.3200	0.9410	11.2610	0.0836	－2.3240	－0.9400	0.4045
G3	339.5543	75.8838	415.4381	0.1827	57.2889	1.7753	0.0310
G4	528.4162	120.5776	648.9938	0.1858	122.6435	14.3779	0.1172
G5	908.9079	66.8070	975.7148	0.0685	147.1421	－59.2470	－0.4027

6.4 区分劳动力受教育程度和同质劳动力的配置

前文提到，伴随着人们收入的提高以及医疗服务需求不断释放，首先，医院结构也开始逐步升级，比如基层医院的设备、医师水平有一定的程度改善；其次，由于我国医学教育体制的分层以及医疗资源分布不均衡，不同层级的医生人力资本在不同等级医院间逐渐分化配置，比如优质的医疗资源主要还是集中在三级医院。人力资本的构成中涵盖简单劳动力投入和受教育程度等素质因素。因此，本部分将进一步区分测算人力资本构成中两部分各自的生产率及其配置状况，从而可以进一步洞悉医院人力资本配置的内部脉络。

6.4.1 简单医院劳动投入和医生教育年限的配置效率

以医生教育水平对医院产出的弹性模型为基础（模型2），测算简单劳动投入的生产率和医生受教育程度的生产率，以及综合人力资本生产率。具体来讲，将医生受教育程度看作另一项生产要素投入，以此扩展柯布道格拉斯生产函数，医院综合人力资本由简单劳动投入和医生受教育年限构成，分别测算简单劳动投入 l_s 和医生受教育年限 edu 的生产率及其配置效率，同时计算综合人力资本 hm 的生产率和配置效率。生产函数的形式为：

$$\ln y_i = \beta_1 \ln k_i + \beta_2 \ln l_{si} + \beta_3 \ln edu_i + \sum X_i + \varepsilon_i \qquad (6-6)$$

劳动生产率、教育生产率以及人力资本生产率分别为 $mp(l_s) = \beta_2 \dfrac{y}{l_s}$、

$mpe = \beta_2 \dfrac{y}{edu}$ 和 $mp(hm) = mp(l_s) edu^{\beta_3}$。其中劳动生产率的含义为多投入 1 单位劳动力可为医院带来的产出增加，教育生产率的含义是医生平均受教育程度多提高 1 年可为医院带来的产出增加，人力资本生产率为多投入 1 单位结合了简单劳动投入及医生教育回报的总合人力资本可带来的产出提高。

表 6-5 给出了医院综合人力资本及 2 项生产要素构成的配置状况、总合生产率及其在年份间的变化①。从生产率的情况来看，2016 年，医院员工投入每增加 1 人，医院收入可提高约 37.06 万元/人，而医生平均受教育年限提高 1 年，医院收入可提高 470.27 万元/人。由此可见，虽然医生教育的生产率是劳动生产率的十几倍，但是根据现实情况，医生教育水平提高 1 年，难度相对较大。劳动生产率的均值 25.02 万元/人，配置状况为 12.04 万元/人，总合劳动生产率为 37.06 万元/人，说明医院员工配置效率的改善，使得总合劳动生产率提高。从时间变化角度来看，2012~2016 年简单劳动生产率增加 7.27 万元/人，5 年间增长约 24.4%，同时配置状况也在不断地提升，2012~2016 年，简单劳动力配置状况改善情况为 1.84 万元/人，说明简单劳动力投入流向生产率较高的医院，主要原因是近年来大医院规模的不断扩张，需要简单劳动力投入。医生教育生产率逐年提高，其医生教育的配置状况也在逐年改善，说明以教育作为独立生产要素，其更多地存在于教育生产率更高的医院（比如三级医院），其医生更多是受教育程度较高的人员构成；结合前述结论，我们可发现，大医院规模的不断扩张，不仅吸纳了部分简单劳动力投入，还大幅度聚集了很多优秀的医生，人力资本向上集中的现象非常明显。

---

① 有关医生教育与人力资本的加权生产率及配置效率的测算方法同上述加权同质劳动生产率及配置效率测算方法一致。

表 6－5 　　　　　医生人力资本及其两项构成的生产率及配置效率

素质因素	年份	(a) 生产率平均值（万元/人）	(b) 配置效率（万元/人）	(c) 总合生产率（万元/人）	(b/c) 配置效率占比	(d) 总合生产率差分（万元/人）	(e) 配置效率变化（万元/人）	(e/d) 配置效率贡献率
简单劳动投入	2012	19.59098	10.20141	29.79239	0.3424			
	2013	20.84163	9.588471	30.4301	0.3151	0.6377	0.6129	0.9612
	2014	22.15639	10.53943	32.69582	0.3223	2.2657	0.9510	0.4197
	2015	23.64838	10.73454	34.38292	0.3122	1.6871	0.1951	0.1156
	2016	25.02536	12.04059	37.06595	0.3248	2.6830	1.3061	0.4868
教育	2012	307.3612	20.01052	327.3717	0.0611			
	2013	321.8079	19.64412	341.452	0.0575	14.0803	0.3664	0.0260
	2014	361.6699	22.78568	384.4555	0.0593	43.0035	3.1416	0.0731
	2015	391.6806	25.22919	416.9098	0.0605	32.4543	2.4435	0.0753
	2016	440.8479	29.42212	470.27	0.0626	53.3602	4.1929	0.0786
综合人力资本	2012	327.6522	204.4867	532.1388	0.3843			
	2013	347.96	192.2888	540.2489	0.3559	8.1101	12.1979	1.5040
	2014	371.886	212.1783	584.0643	0.3633	43.8154	19.8895	0.4539
	2015	397.4094	218.6161	616.0255	0.3549	31.9612	6.4378	0.2014
	2016	423.6095	245.4078	669.0173	0.3668	52.9918	26.7917	0.5056

　　另外，结合简单劳动投入和医生受教育程度的综合人力资本的总体配置状况为正，说明医院的配置状况在逐步改善，总体上，医疗行业的发展是依托简单劳动力和医生受教育程度配置的改善来获得生产率的提高。至于医疗行业内是处于良好发展还是分化发展，需要进一步对不同等级医院进行探讨。

6.4.2　分医院等级

　　该部分根据医院等级，将医院分成未定级、一级、二级、三级四个级别。我们将本章的医疗机构样本量分布图与某省在 2016 年的卫生统计年鉴上公布的不同等级医疗机构分布图进行了比较（见图 6－3），发现被调查的样本量医疗机构分布图与总体医疗机构分布图保持基本一致。调查的医疗机构分布中，三级医院占比7%，二级医院占比28%，一级医院占比14%，未定级医院占比51%。

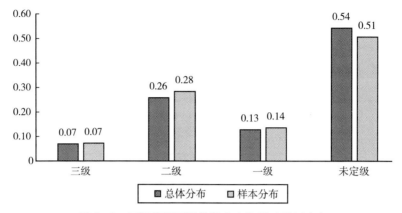

图6-3 不同等级医院数量分布情况（2016年）

表6-6给出了不同等级医院其各自的简单劳动投入及医生受教育程度配置状况，结果表现，不同等级医院的生产率和配置效率有明显的差异特征。首先，从2016年生产率的情况来看，即便排除医生受教育程度方面的因素，三级医院的劳动生产率是最高的（861.85万元/人），其次顺序分别是二级（512.22万元/人）、未定级（410.57万元/人）、一级（289.20万元/人）。而作为人力资本的另一部分医生受教育程度方面，2016年三级医院医生的教育生产率为2 094.07万元/人，其次顺序仍然分别是二级、未定级、一级，而且根据数值发现，三级医院医生教育生产率远远高于二级，接近二级医院医生教育生产率的4倍；也就是说，在三级医院，其简单劳动投入生产率和医生教育生产率都更高。此外，通过观察配置效率的状况可以看到，所有等级医院的简单劳动配置效率和医生教育配置效率都为正，始终在增长，但是我们发现，未定级医院的简单劳动投入配置效率最高，三级医院的简单投入配置效率最低。因此，我们可以得出，等级越低的医院更多的是依托简单劳动投入配置效率改善来提升总合生产率，而等级越高的医院更多的是依托医生教育的配置效率改善来提升总合生产率。

表6-6　不同等级医院的人力资本配置状况

配置指标	未定级		一级		二级		三级	
	2012年	2016年	2012年	2016年	2012年	2016年	2012年	2016年
简单劳动投入								
生产率平均值（万元/人）	234.3530	302.6624	243.6517	257.5648	499.5543	571.3478	698.0657	832.8002
配置效率（万元/人）	59.4718	107.9125	45.5497	26.1692	40.1866	59.1268	48.4787	29.0518
总合劳动生产率（万元/人）	293.8248	410.5749	289.2014	283.7341	459.3677	512.2210	746.5443	861.8520
总合劳动生产率差分（万元/人）		41.4586		-5.0497		-0.0548		-1.2428
配置效率变化（万元/人）		24.7984		15.0300		-5.8869		72.7612
配置效率贡献率		0.5981		-2.9764		107.5108		-0.0171
教育								
生产率平均值（万元/人）	66.2958	91.7842	72.2172	59.6291	513.7133	515.6719	1 997.9730	2 072.1840
配置效率（万元/人）	2.4448	4.8386	0.8689	0.5973	8.1371	9.7296	22.1301	21.8931
总合劳动生产率（万元/人）	68.7406	96.6227	73.0861	60.2264	521.8504	525.4014	2 020.1030	2 094.0770
总合劳动生产率差分（万元/人）		3.5841		-2.5701		-38.8566		237.3951
配置效率变化（万元/人）		0.9441		0.1927		-0.9312		3.0194
配置效率贡献率		0.2634		-0.0750		0.0240		0.0127

综合人力资本

配置指标	未定级		一级		二级		三级	
	2012 年	2016 年	2012 年	2016 年	2012 年	2016 年	2012 年	2016 年
生产率平均值（万元/人）	234.3530	302.6624	243.6517	257.5648	459.3677	512.2210	698.0657	832.8002
配置效率（万元/人）	66.0718	121.6065	47.7665	28.5963	42.2404	62.1755	53.6337	35.1008
总合劳动生产率（万元/人）	300.4247	424.2689	291.4181	286.1611	501.6081	574.3965	751.6995	867.9010
总合劳动生产率差分（万元/人）		46.0902		-4.4279		0.1192		72.7354
配置效率变化（万元/人）		29.4299		15.6519		-5.7130		-1.2686
配置效率贡献率		0.6385		-3.5349		-47.9387		-0.0174

从综合简单劳动投入和医生受教育水平的总体人力资本的配置效率可以看出，主要依托医生教育素质积累的三级医院配置效率改善（35.10 万元/人）低于主要依托简单劳动力绝对数量的未定级医院的配置效率（121.60 万元/人），也就是说，三级医院的配置效率仍有较大的改善空间。

6.5 本 章 小 结

本章基于某省"医院—医生"匹配调查数据，尝试全面测算医院劳动力以及人力资本的配置效率。相关的结果表明：（1）医疗行业的发展是依托简单劳动力和医生受教育程度配置的改善来获得生产率的提高，其中平均教育年限最高医院组的生产率增长还有 40% 改进空间。（2）生产率高的医院，不仅吸纳了部分简单劳动力投入，还大幅度聚集了很多优秀的医生，人力资本向上集中的现象非常明显，同时，其医生人力资本配置效率改善空间还很大。（3）在不同等级医院之间，人力资本配置状况具有很大差异，等级越低的医院更多的是依托简单劳动投入配置效率提升总合生产率，而等级越高的医院更多的是依托医生教育的配置效率提升总合生产率。

这样的结果可以得到，在中国医院深化改革推进过程中，随着医疗资源的两极分化，劳动力的配置在不同等级医院遵循着不同的路径。等级越低的医院仍然吸纳的是更多的简单劳动力，然而其医生受教育程度改善远远低于等级高的医院，生产率的提升潜力有限。等级高的医院主要以受教育程度的人力资本在加快积累，其配置效率也得到了很大的改善，但是其综合人力资本的配置还有很大的改善空间。

由此看到，在不同等级医院间劳动力以及医生人力资本的配置显现出截然不同的特征。在中国，优质医疗资源紧缺，患者"用脚投票"选择好医院的偏好根深蒂固的情况下，我国的医疗改革政策应充分考虑不同等级医院人力资本的配置状况，以及对应的人力资本构成特点，才能真正为提升基层医疗服务能力提供新视角。本章最主要的政策建议是加大基层医院医生人力资本的投入，同时高级医院医生人力资本的配置效率的改善还有很大空间。

第7章 医生人力资本的医疗服务错配效应

通过前面章节医生人力资本配置效率测算，是想回答当前我国在不同等级医院医生人力资本的配置效率差异性，结果显示，等级低的医院更多的是依赖简单劳动力投入配置效率，等级高的医院主要以受教育程度的人力资本在加快积累，但是其综合人力资本的配置还有很大的改善空间。该结果表明，我国等级高的医院医生人力资本并没有发挥出最优价值。本章实证研究医生人力资本的医疗服务错配效应，正是要突出证明高级别医院医生人力资本没有发挥最优价值背后的最主要的原因是，高级别的医生诊断了很多低难度的疾病患者。如何去衡量一家高级别医院诊断低难度疾病患者的比重，本章用的是医疗服务错配该指标度量。在某种程度上，医疗服务错配程度也是可以间接衡量医疗服务水平。如果一家高级医院的医疗服务错配程度高（医疗服务错配现象只存在大医院或者高级别医院），意味着这家医院医疗服务水平在间接地下降。虽然有好的医疗设备、好的医生，但是却没有充分发挥这些优质医疗资源的价值，而是诊断了过多的低难度疾病患者。

7.1 引　　言

由于优质医疗资源主要集中于大医院，患者就医"向上集中"的现象极为普遍，致使医疗资源配置严重失衡（杜创等，2016；雷鹏等，2019）。从一般均衡来看，全国范围内医院的诊疗人次数在 2010 年，即上一轮医改元年，以后仍快速增长，远胜于基层医疗机构的增长速度。患者用脚投票选择医院就医，忽视基层医疗机构的就医行为，导致高级别医院或医生诊治了本可由低级别医院或医生诊治的疾病（常见疾病或低难度疾病）现象出现，即本章界定的医疗服务错配现象。

首先，错配带来效率损失，医疗服务错配的直接后果是加剧患者的疾病经济负担，降低大医院优质医疗资源的利用效率（白俊红等，2018；David & Hopenhayn et al.，2016）；其次，由于优质医疗资源有限，低难度疾病患者挤占了部分优质医疗资源，使得部分复杂急症重症患者无法获得有效诊断和治疗，延误最佳时机，进而损害医患关系。那么，医疗服务错配程度有多大？医疗服务错配的形成机制是什么？医生人力资本是否真正地引发医疗服务错配？这些问题需要进一步深入研究。

通过不同级别和不同教育年限的医学教育项目，如中专、大专、本科，培养数量巨大的"医学生"，是中国采取的做法，虽然这并非高收入国家通行的做法。中国现行《执业医师法》是1999年开始执行，其仍允许不同教育水平的医学生通过积累工作经验，逐步获得完整的行医资格（Tang & Tang，2018）。这带来的结果就是任何时刻，中国的医生劳动力市场拥有至少来自三种及以上医学教育项目的执业医生，导致中国执业医生学历水平层次不齐。

学术界对医疗服务错配的研究局限于患者就医行为。患者在进行就医决策时，往往把医疗机构的医疗质量摆在首位，医疗质量关系到自身疾病的诊疗与康复，即使就医距离较远，患者有时也不惜交通成本、时间成本或金钱成本，到远距离高质量医院就医，该结果已被学者们证实（吴文琪等，2018；李玲等，2014；Aggarwal & Lewis et al.，2017；Chandra & Finkelstein et al.，2016）。以往研究主要集中在医学教育、医疗保障、交通设施等方面研究患者的行为。大医院与基层医院之间的医生学历差距较大，尤其在城市大医院与农村基层医院医生人力资本相差极大，加剧了患者向上就医现象（Hsieh & Tang，2019）[1]；医疗保障水平的提高刺激医疗需求（程令国等，2012；高秋明等，2018）；高铁等交通基础设施的快速发展则进一步改变患者就医行为（Chandra & Finkelstein，2016；Wangand Chen，2017）。这三大关键因素通过影响患者就医行为，从而导致医疗服务错配。然而，仅研究患者就医行为无法精准获知医疗服务错配的原因，需进一步分析医疗服务错配的形成机制。

现有研究人力资本的错配效应相关研究基本是停留在宏观层面定性方面，缺乏医疗机构层面的微观数据经验验证。医院是提供医疗服务的真正主体，我们从医院层面展开研究，本章创新性地将医生人力资本PHC－[2]

---

① 其发现医学教育毕业生流向城市大医院的比例由2005年的50%上升到2014年的70%。而中职学历毕业生在2014年只有10.2%比例留在城市医院，45.6%比例留在农村基层医院，接近40%转行。

② 医生人力资本（physician human capital）简称PHC－。

与就医可及性互补理论机制纳入医疗服务错配形成机制的研究框架，并运用中国某省的微观数据对其进行实证检验，回答了"医生人力资本是如何引发医疗服务错配效应"这个重要问题。研究发现，医生人力资本与就医可及性存在互补效应，显著提高医疗服务错配程度。上述结论在控制了内生性并经一系列稳健性测试后仍然成立。进一步的异质性研究还发现，PHC－就医可及性互补效应在内科科室表现更显著，另外，PHC－就医可及性互补效应在县市属医院呈现更强的特征。

本研究属于医生人力资本的错配效应与就医可及性文献的交叉领域，主要的边际贡献如下：（1）现有关于医疗服务错配形成机制的研究主要集中于定性分析，缺乏数据验证，在微观层面尤甚。本章从微观层面提供了人力资本引发的医疗服务错配的直接证据。（2）从研究视角上看，本章从就医可及性角度识别了人力资本错配效应的作用机制，从而为推行分级诊疗制度，规范患者就医秩序提供了一个有力的支撑。（3）随着就医需求不断提升，大医院的医疗服务错配越来越严重，加强基层医疗机构的人力资本投入，可以缓解医院医疗服务错配程度，这具有重要的政策含义。

7.2 医生人力资本的服务错配效应的研究设计

7.2.1 数据来源

本研究采用某省卫生和计划生育统计调查制度的三个数据库。一是2017 年中的医疗机构年度报表——医院类的调查数据为研究样本。该调查涵盖了某省二级和三级 704 家综合医院，分布在某省的 183 个县区。该调查包含医院的基本情况、年末人员数、年末床位数、年末设备数、年度收入与费用、本年度医疗服务量等。二是《2016 年卫生人力基本信息调查表》，该调查涵盖了医师的单位、学历、年龄等基本情况。三是住院病案首页，该调查包含了患者的基本信息、疾病情况、入院情况、诊疗情况、医疗费用情况。医疗体系中的 DRG 分组器以出院病历为依据，综合考虑了患者的主要诊断和主要治疗方式，结合个体特征如年龄、并发症和伴随病，根据疾病的复杂程度和费用将相似的病例分到同一个病组中（每一个病组有相应的 RW 值）。RW 指的是 RW 指的是 DRG（医学领域的分组器）相对权重，具体是对每一个 DRG 依据其资源消耗程度所给予的权值，反映该 DRG 的资源消耗相对于其他疾病的程度。本研究采用的五个分层分别是：外科权重第一层（RW：0~0.6842），第二层（RW：0.6842~0.9470），第三层（RW：0.9470~1.7862），第四层（RW：1.7862~4.9676），第五层（RW：>4.9676）；内科权重第一层（RW：0~0.4062），第二层（RW：0.4062~0.6152），第三层（RW：0.6152~0.7245），第四层（RW：0.7245~1.1862），第五层（RW：>1.1862）。经与临床及医疗信息人士沟通，其设定是当时医疗信息专家基于医学和统计等方面进行的分段，因多数医院内患者RW<2占比达80%~90%，行业内部一致认为RW≥2为复杂重症病组（不考虑区分内外科），RW<0.5可为门诊或日间手术分流病组。

由于某些医院病案首页数据不完整，DRG分组器无法产生相应的RW值，以及人力资本数据的匹配，处理后样本观测数量为340家，接近覆盖全样本的50%，其该样本符合某省医疗机构的分布。

7.2.2 计量模型设定与变量设计

参考现有关于人力资本的文献（李静等，2019），本章设定如下的回归模型来识别医生人力资本和就医可及性对医疗服务错配的影响：

$$MIS = \beta_0 + \beta_1 PHC + \sum_k \phi_k Control^k + \varepsilon \qquad (7-1)$$

$$MIS = \beta_0 + \beta_1 PHC + + \beta_2 MA + \beta_3 PHC \times MA \sum_k \phi_k Control^k + \varepsilon$$

$$(7-2)$$

其中，MIS 为医疗服务错配，PHC 为医院的医生人力资本，MA 为就医可及性，$Control^k$ 为第 k 个控制变量，ε 为随机误差项。我们通过模型（7-1）来检验医生人力资本对医院资源错配的平均效应。模型（7-2）加入地区就医可及性及其与 PHC- 的交叉项来捕捉两者的交互效应。考虑到医院 PHC- 潜在的内生性，本章同时采用普通最小二阶段（OLS）和工具变量两阶段最小二乘法（2SLS）来估计模型（7-1）和模型（7-2）。由于同一地区医院之间可能存在截面相关，我们采用地区调整的稳健性标准误。

1. 被解释变量

结合数据可获得性，本章采用医院最低层患者比重来度量医院资源错配程度。本章住院患者来自内科和外科，将内、外科均划分为五个层次，外科最低层次 RW 定义为 0~0.6842 的病组；内科最低层次 RW 定义为 0~0.4062 的病组。图 7-1 是展示了 2017 年医院医疗服务错配程度的核密度分布，医疗服务错配程度主要集中在 [0.2~0.5]，其中外科比内科更集聚。另外，根据我国二级综合与三级综合医院的不同功能，我们划定了不同的错配标准，二级综合医院以第一层为医疗服务错配，三级综合医院以第一和第二层为医疗服务错配。

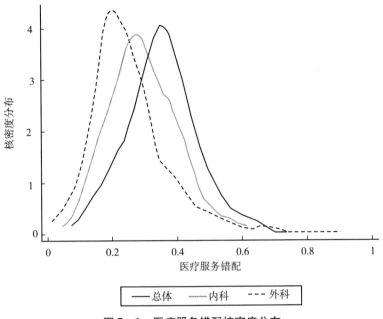

图 7 - 1　医疗服务错配核密度分布

2. 核心解释变量

（1）医院的人力资本（PHC－）。参照李静和楠玉（2019）、邵文波等（2015），本章采用本科及以上学历医师人数占总医师的比例来捕捉医院人力资本程度。在后文的稳健性测试中，我们还采用执业医师占总职工人数的比例来衡量医院的人力资本情况。

（2）地区就医可及性。本章采用各地区人均床位数和人均卫生技术人员衡量地区就医可及性。考虑数据的可得性，本章采用某省各地区所有医疗机构的床位数加总除以当地总人口数来衡量人均床位数，以及各地区所有医疗机构的卫生技术人员加总除以当地总人口数来衡量人均卫生技术人员。这两个指标的数据是通过医疗机构的月报数据（包括基层医疗机构）和城市统计年鉴计算得到。在后文的稳健性测试中，我们还采用了基于地区面积权重的人均床位数和人均卫生技术人员衡量就医可及性。

3. 工具变量

医院人力资本可能存在内生性问题。首先，可能存在不可观测因素同时影响医院人力资本和医院医疗服务错配，导致遗落变量问题；其次，医疗服务错配更高的医院可能因医疗服务量增加而引进更多的医生，或高学历的医生。比如三甲医院一般引入学历较高的医生，从而导致逆向因果问题。传统的工具变量方法依赖于寻找一个影响医院人力资本，对医院医疗服务错配程度没有任何影响的外生变量，但是与医院人力资本相关性较高的工具变量可能会通过其他渠道影响医疗服务错配程度，不受医疗服务错配影响的外生变量与医院人力资本的相关性可能又较弱，寻找一个有效的外部工具变量非常困难，这也是相关文献对工具变量部分争议较大的原因。乐贝尔（Lewbel，1997）提出一种不借助外部因素构建有效内部工具变量的方法，张杰等（2011）、高翔等（2018）、蒲艳萍和顾冉（2019）等均采用这种方式构建内生变量的工具变量。本章也选取乐贝尔（1997）方法尝试建立人力资本的工具变量：医院人力资本与地区人力资本均值差额的三次方。

4. 控制变量

参照已有文献，本章还控制了一系列医院和城市层面可能会影响医疗服务错配的因素。其中，医院层面的因素包括：（1）医院规模（*size*），用医疗收入的自然对数表示。由于存在规模经济，一般医院规模越大被认为医疗水平越高，医疗服务错配程度越高。（2）人均资本量（ln*KL*），用固定资产/在职员工数的自然对数表示。人均资本量越高，意味着医疗设备越先进，医疗水平越高，医疗服务错配越高。（3）医院年龄（*age*），等于企业年龄的自然对数。已有发现，相比年龄较轻的医院，年老的机构更具有市场占有率（张杰，2011）。（4）医疗保障水平（*yibao*），用医保收入/总诊疗人数表示。城市层面的因素包括：（1）地区人均 GDP，用地区国内生产总值占总人口比例表示。（2）地区医疗资源（ln*count*），用地区医疗机构数的自然对数表示。（3）地区的教育水平（*jiaoyu*），用普通中学人数占总人口比重表示。所有回归都引入了地区哑变量来控制地区固定效应。变量的计算方法如表 7 - 1 所示，表 7 - 2 报告了变量的描述性统计结果。

表 7 - 1   变量的定义

变量类型	变量符号	变量的定义
医疗服务错配变量	*MIS*	该指标是医院最低层次 RW 患者比重，由 DRG 分组器计算获得

变量类型	变量符号	变量的定义
医生人力资本	PHC	高技能医师比重，用本科及以上学历医师人数占总医师比重衡量
	a_PHC	执业医师比重，用执业医师人数占医院在职职工人数比重衡量
就医可及性	ws	医院所在地区所有医疗机构卫生技术人员加总占总人口比重
	cw	医院所在地区所有医疗机构床位数加总占总人口比重
控制变量	lnKL	人均资本量，用万元以上设备价值总和/在职职工数的自然对数表示
	lny	医院规模，用医疗收入的自然对数表示
	lnage	医院的年龄，用医院成立年龄的自然对数
	ln_count	地区医疗资源，用所在地区所有医疗机构数的自然对数表示
	yibao	医疗保障水平，用医院的医保收入/总诊疗人数表示
	jiaoyu	教育程度，用所在地区普通中学人数占总人口比重表示
	lnGDP	经济水平，用人均 GDP 的自然对数表示

表 7 - 2 　　　　　　　　　　变量的描述性统计结果

变量符号	样本量	平均值	标准差	最小值	最大值
MIS	340	0.453	0.194	0.076	1.038
PHC	340	0.520	0.746	0.000	13.000
a_PHC	340	0.239	0.053	0.083	0.400
lnKL	340	2.120	0.697	0.000	6.553
lny	340	4.840	0.968	0.000	5.829
age	340	49.585	26.170	1.000	128.000
ln_count	340	3.598	0.504	1.099	4.533
yibao	340	0.310	0.259	0.004	2.173
jiaoyu	340	0.045	0.015	0.015	0.098
lnGDP	340	10.663	0.584	9.108	11.840

7.3　医生人力资本的医疗服务错配效应实证研究

7.3.1　PHC－的医疗服务错配效应

在考察 PHC－对医疗服务错配的影响之前，本章首先检验工具变量的有效性。一个合适的描述医院 PHC - 的工具变量，不仅能够解释不同医院的 PHC - 差异，还要需要满足外生性条件，即该工具变量只能通过影响医院的 PHC - 进而影响医疗服务错配，而不能通过由其他渠道对医疗服务错配产生影响。当工具变量个数等于内生变量个数（恰度识别）时，无法从统计上直接验证工具变量是否满足外生性假设（方颖等，2011）。本章通过控制内生变量后检验工具变量是否与因变量相关来验证工具变量的外生性。如果控制内生变量后工具变量与因变量不相关，则可说明工具变量仅通过内生变量影响因变量，从而工具变量满足外生性条件（方颖，2011；赵西亮，2017）。回归结果如表 7 - 3 第（1）~（3）列所示，当医疗服务错配（*MIS*）分别对医院人力资本（PHC - ）和工具变量（iv_PHC - ）进行回归时，两个变量的系数都显著为正；当把两个变量同时放入回归中时，工具变量的系数不再显著，而 PHC - 的系数仍然显著为正。这些结果表明工具变量并不直接影响医疗服务错配，而只通过 PHC - 影响医疗服务错配程度。

表 7 - 3　　　　验证工具变量外生条件及 PHC - 错配效应的
工具变量回归结果

变量	验证工具变量的外生条件			第一阶段回归	第二阶段回归
	MIS（1）	MIS（2）	MIS（3）	PHC（4）	MIS（5）
PHC	0.235 *** （0.044）		0.175 *** （0.058）		0.305 *** （0.070）
iv_PHC		0.890 *** （0.208）	0.380 （0.277）	0.097 *** （0.002）	
ln*KL*	0.064 *** （0.015）	0.068 *** （0.015）	0.062 *** （0.015）	0.085 *** （0.017）	0.058 *** （0.016）
ln*y*	− 0.039 （0.056）	− 0.015 （0.058）	− 0.039 （0.056）	0.283 *** （0.067）	− 0.057 （0.056）
ln*age*	0.030 *** （0.011）	0.036 *** （0.011）	0.030 *** （0.011）	0.062 *** （0.014）	0.026 ** （0.012）
ln*GDP*	− 0.018 （0.018）	0.028 （0.017）	− 0.008 （0.019）	0.252 *** （0.018）	− 0.035 （0.022）
jiaoyu	1.116 （0.752）	0.714 （0.882）	0.959 （0.825）	− 0.322 （0.852）	1.142 （0.736）

变量	验证工具变量的外生条件			第一阶段回归	第二阶段回归
	MIS（1）	MIS（2）	MIS（3）	PHC（4）	MIS（5）
yibao	-0.074 (0.054)	-0.062 (0.054)	-0.072 (0.053)	0.067 (0.048)	-0.079 (0.053)
Constant	0.242 (0.200)	-0.172 (0.210)	0.163 (0.199)	-2.517*** (0.196)	0.412* (0.247)
地区固定效应	YES	YES	YES	YES	YES
样本量	329	329	329	339	329
R - squared	0.244	0.230	0.249	0.610	0.239
弱 IV 检验 *Cragg - Donald Wald F statistic*					278.557 <17.38>
IV 可识别检验 *Kleibergen - Paap rk LM statistic*					39.647 [0.000]

注：系数下方圆括号内报告根据地区聚集调整的稳健性标准误。***、** 和 * 分别表示检验统计量在1%、5%和10%水平上显著。在第（4）列中，若工具变量检验采用的是 *Cragg - Donald Wald F* 统计量，尖括号内报告斯托克和约戈（2005）提供的容忍10%扭曲下对应的临界值；工具变量的可识别检验采用 *Kleibergen - Paap rk LM* 统计量，方括号内报告相应的 P 值。

表7-3中第（4）、第（5）列报告了2LSL回归结果。第一阶段回归结果显示，工具变量与内生变量显著正相关。弱工具变量检验结果显示，*Cragg - Donald Wald F* 统计量大于斯托克和约戈（Stock & Yogo，2005）提供的容忍10%扭曲下对应的临界值，表明不存在弱工具变量问题。工具变量的可识别检验结果显示，Aderson 典则相关系数 LM 统计量在1%水平上拒绝了"工具变量不可识别"的原假设。从第二阶段回归结果可知，PHC - 的系数仍在1%水平上显著为正，并且系数值大小相比 OLS 估计结果明显增大。该结果表明医院人力资本越高医院的医疗服务错配程度越高。从经济意义上来说，医院的 PHC - 提高10%，将导致医院医疗服务错配程度提高0.3个单位。

控制变量的估计结果与以往文献基本一致。医院规模越大，人均资本量越高，年龄越大，医院的医疗服务错配也越高。地区医疗资源越高，医疗服务错配程度越高。其他变量的系数不显著。

7.3.2 就医可及性与PHC-的医疗服务错配效应

表7-4报告了医院PHC-与就医可及性（MA）互补效应的回归结果。出于稳健性考虑，我们同时报告OLS和工具变量（IV）回归结果①。从第（1）和第（2）列可知，医生人力资本与人均卫生技术人员的交乘项PHC_ws的系数在OLS和IV回归分别是0.104和0.095，OLS回归系数在5%水平上显著为正，IV回归系数在10%水平上显著为正，表明地区卫生技术人员可获得性与医院医生人力资本之间存在显著的互补效应，卫生技术人员可获得性有助于强化医生人力资本的错配效应。第（3）和第（4）列可知，医生人力资本与人均床位数的交乘项PHC_cw的系数在OLS和IV回归中分别为0.127和0.128，均在1%水平上显著为正，表明地区床位数可获得性与医院医生人力资本之间存在显著的互补效应，床位数可获得性有助于强化医生人力资本的错配效应。其次，我们发现在表7-4中第（1）~（4）列中医生人力资本PHC的系数仍然在1%水平上显著为正，这表明医生人力资本对医疗服务错配的影响是稳健的。

表7-4　　　　　就医可及性与医生人力资本错配效应回归结果

变量	OLS（1）	IV（2）	OLS（3）	IV（4）
PHC	0.077 *** -0.024	0.168 ** -0.081	0.076 *** -0.023	0.149 *** -0.041
PHC_ws	0.104 ** -0.042	0.095 * -0.054		
ws	0.045 * -0.027	0.041 -0.027		
PHC_cw			0.127 *** -0.039	0.128 *** -0.045
cw			0.003 (0.024)	-0.002 (0.024)
lnGDP	-0.052 ** -0.024	-0.056 ** -0.028	-0.036 -0.023	-0.063 ** -0.026

① 如果变量DHC是内生的，则DHC与就医可及性（MA）的交乘项也是内生的，因此，我们用DHC的工具变量（IV_DHC）与就医可及性的交乘项作为DHC与就医可及性变量交乘项的工具变量。

变量	OLS（1）	IV（2）	OLS（3）	IV（4）
ln*KL*	0.069 *** −0.015	0.066 *** −0.016	0.069 *** −0.015	0.058 *** −0.016
ln*y*	0.008 −0.01	0.006 −0.009	0.009 −0.01	0.011 −0.01
ln*age*	0.032 *** −0.012	0.033 *** −0.012	0.031 *** −0.012	0.02 −0.013
jiaoyu	1.036 * −0.625	1 −0.613	0.921 −0.631	0.955 −0.631
yibao	0.104 *** −0.039	0.106 *** −0.039	0.113 *** −0.039	0.126 *** −0.04
ln_*count*	0.019 −0.02	0.022 −0.02	0.013 −0.02	−0.003 −0.021
Constant	0.520 * −0.29	0.528 −0.328	0.414 −0.281	0.776 ** −0.334
地区固定效应	YES	YES	YES	YES
Observations	329	329	329	329
R − squared	0.262	0.267	0.259	0.235

注：系数下方圆括号内报告根据地区聚集调整的稳健性标准误。 *** 、 ** 和 * 分别表示检验统计量在1% 、5% 和10% 水平上显著。

7.4 稳健性检验

7.4.1 变换医院人力资本 PHC − 的度量方法

本章关注的核心变量是医院人力资本，采用本科及以上医师人数占总医师比重来衡量该指标。该指标的值越高，代表医院人力资本越高。由于现在很多三级医院医师教育水平全部是本科及以上，导致这些大医院人力资本值都等于1，无法区分开人力资本带来的医疗服务错配的效应，因此本章采用执业医师人数占总职工人数比重（*a_PHC*）来作为医生人力资本的替代变量，使用同样的方法计算 *a_PHC* 的工具变量 *iv_a_PHC*，回归结果如表 7 − 5 所示，变换医院人力资本的度量方法并未改变本章的主要实证结论。

表 7 - 5　　　　　　　　　　变换医院人力资本的度量方法

变量	验证工具变量的外生条件			第一阶段回归	第二阶段回归
	MIS(1)	MIS(2)	MIS(3)	PHC(4)	MIS(5)
a_PHC	0.679 *** (0.191)		0.640 *** (0.212)		0.785 ** (0.378)
iv_a_PHC		0.139 ** (0.065)	0.026 (0.074)	0.184 *** (0.032)	
控制变量	YES	YES	YES	YES	YES
地区固定效应	YES	YES	YES	YES	YES
样本量	329	329	329	339	329
R - squared	0.244	0.230	0.249	0.610	0.239
弱 IV 检验 Cragg - Donald Wald F statistic					123.990 <16.38>
IV 可识别检验 Kleibergen - Paap rk LM statistic					13.607 [0.000]

注：系数下方圆括号内报告根据地区聚集调整的稳健性标准误。 *** 、 ** 分别表示检验统计量在 1% 、 5% 水平上显著。在第 (4) 列中，若工具变量检验采用的是 Cragg - Donald Wald F 统计量，尖括号内报告斯托克和约戈 (2005) 提供的容忍 10% 扭曲下对应的临界值；工具变量的可识别检验采用 Kleibergen - Paap rk LM 统计量，方括号内报告相应的 P 值。

表 7 - 6 报告了就医可及性与变换人力资本 (a_PHC) 的错配效应回归结果，同样出于稳健性考虑，我们同时报告了 OLS 和工具变量 (IV) 回归结果。从第 (1) ~ (4) 列中，无论是人力资本与人均卫生技术人员的交乘项，还是人力资本与人均床位数的交乘项系数都为正，而且在 10% 水平上显著，说明地区就医可获得性与医院医生人力资本之间存在显著的互补效应，就医可及性有助于强化医生人力资本的错配效应。

表 7 - 6　　　　　就医可及性与变换人力资本的错配效应的稳健性检验

变量	OLS(1)	IV(2)	OLS(3)	IV(4)
a_PHC	0.418 ** (0.180)	- 0.069 (0.121)	0.458 ** (0.213)	- 0.039 (0.396)
a_PHC_ws	0.331 *** (0.108)	0.269 * (0.160)		

变量	OLS(1)	IV(2)	OLS(3)	IV(4)
ws	0.038 * (0.020)	0.016 (0.034)		
a_PHC_cw			0.263 * (0.153)	1.261 ** (0.604)
cw			0.051 ** − 0.022	− 0.224 (0.152)
地区固定效应	YES	YES	YES	YES
Observations	331	331	329	331
R − squared	0.224	0.147	0.251	0.219

注：系数下方圆括号内报告根据地区聚集调整的稳健性标准误。***、** 和 * 分别表示检验统计量在 1%、5% 和 10% 水平上显著。

7.4.2 变换就医可及性的度量方法

上述就医可及性考虑的是地区每千口人拥有的卫生技术人员、床位数，没有考虑地区的面积，因此，为了更科学度量就医可及性，本章将地区面积作为权重加入就医可及性指标的计算中。卫生技术人员可及性 $a\_ws = ws \times \frac{地区面积}{总面积}$；卫生技术人员可及性 $a\_cw = cw \times \frac{地区面积}{总面积}$。表 7-7 报告了变换就医可及性与人力资本（*PHC*）的错配效应回归结果，同样出于稳健性考虑，我们同时报告了 OLS 和工具变量（*IV*）回归结果。人力资本与卫生技术人员可及性的交叉项 *PHC_a_ws* 系数为正，且在 5% 水平上显著；同时，人力资本与床位数可及性的交叉项 *PHC_a_cw* 系数也为正，且在 10% 水平上显著。回归结果表明，变换就医可及性的度量方法并未改变本章的主要实证结论。

表 7-7　变化就医可及性与人力资本的错配效应的稳健性检验

变量	OLS(1)	IV(2)	OLS(3)	IV(4)
PHC	0.059 ** (0.027)	0.028 (0.041)	0.055 * (0.029)	− 0.080 (0.163)
PHC_a_ws	1.647 ** (0.691)	2.925 ** (1.420)		

变量	OLS(1)	IV(2)	OLS(3)	IV(4)
a_ws	−0.004 (0.027)	−0.511 (0.642)		
PHC_a_cw			1.357* (0.775)	3.699* (1.988)
a_cw			−0.125 (0.462)	−1.065 (0.823)
地区固定效应	YES	YES	YES	YES
$Observations$	293	293	294	294
$R-squared$	0.271	0.262	0.270	0.240

注：系数下方圆括号内报告根据地区聚集调整的稳健性标准误。***、**和*分别表示检验统计量在1%、5%和10%水平上显著。

7.4.3 分位数回归

考虑最小二乘法估计容易受到样本极端值的影响以及样本量的有限性，因此本章逐步选择0.25、0.5和0.75分位数进行估计，由于0.25分位数下不显著，这里暂不显示。具体结果见表7-8，表7-8（Ⅰ）列的估计结果显示，在控制其他影响因素及控制地区个体差异之后，在0.5和0.75的分位数水平下，高技能医生人力资本与人均卫生技术人员的交乘项 PHC_ws 在OLS和IV回归中在5%的显著性水平上都一致显著为正，而且高技能医生人力资本与人均床位数的交乘项 PHC_ws 在OLS和IV回归中在1%的显著性水平上都一致显著为正。而且替换成执业医师比重衡量医生人力资本，回归结果依然保持不变，不同分位数估计提供了上述实证结果稳健性的一个佐证。

表7-8　　　　　　　　　不同分位数估计结果

变量	Ⅰ				Ⅱ			
	q=0.5	q=0.75	q=0.5	q=0.75	q=0.5	q=0.75	q=0.5	q=0.75
PHC (a_PHC)	0.053 (0.037)	0.125*** (0.028)	0.077** (0.035)	0.131*** (0.025)	0.554* −0.334	0.987*** −0.29	0.271 −0.308	0.655* −0.347

变量	I				II			
	q = 0.5	q = 0.75	q = 0.5	q = 0.75	q = 0.5	q = 0.75	q = 0.5	q = 0.75
PHC_ws (a_PHC_ws)	0.166 ** (0.065)	0.168 *** (0.050)			0.381 ** − 0.188	0.554 *** − 0.163		
PHC_cw (a_PHC_cw)			0.210 *** (0.060)	0.201 *** (0.043)			0.483 ** − 0.218	0.112 ** − 0.05
ws	0.038 (0.041)	0.045 (0.032)			0.039 − 0.04	0.046 − 0.035		
cw			− 0.009 (0.037)	0.010 (0.026)			0.058 − 0.038	0.044 − 0.046
Observations	329	329	329	329	331	331	331	331
R − squared	0.16	0.266	0.161	0.269	0.144	0.225	0.152	0.23

注：系数下方圆括号内报告根据地区聚集调整的稳健性标准误。 *** 、 ** 和 * 分别表示检验统计量在 1% 、5% 和 10% 水平上显著。

7.5 医生人力资本——就医可及性的互补效应的异质性分析

7.5.1 内科、外科与 PHC – 就医可及性的互补效应

从现有的数据分析发现，医院内科住院人数远高于外科住院人数，2017 年医院内科住院人次平均值为 15 395 次，外科住院人次是 4 135 次。因此可能存在医院人力资本错配程度在内科、外科之间的差异性。本章进一步检验科室对人力资本的错配效应影响，以及不同科室对 PHC – 就医可及性互补效应的影响。目前尚有研究测算内科与外科的错配程度，基于 DRG 分组器对内科、外科住院患者病案资料计算，获得内科与外科的错配程度 MIS。考虑到影响内科、外科错配的其他因素的数据可获得性困难，因此本章对其他变量不做科室差异区分。

回归结果如表 7 – 9 所示，衡量医生人力资本的变量 PHC 对内科、外科的医疗服务错配在 1% 的显著性水平上有显著正向影响，而且无论是在 OLS 还是 IV 回归结果，显著结果是一致的。因此我们认为在内科、外科都存在人力资本的错配效应，再一次证明患者就医行为明显地跟医生走的

现象。回归系数的大小来看，内科科室人力资本引发的医疗服务错配效应比外科科室更大。

表7-9   内科、外科医生人力资本PHC-的错配效应

变量	内科		外科	
	OLS	IV	OLS	IV
PHC	0.299 *** (7.141)	0.213 *** (4.826)	0.149 *** (3.381)	0.187 *** (5.015)
lnKL	5.214 *** (1.539)	5.959 *** (1.440)	4.517 *** (1.188)	4.182 *** (1.249)
lnincome	-0.273 (6.557)	1.987 (6.137)	-3.956 (4.257)	-5.075 (4.172)
lnage	1.272 (1.366)	1.829 (1.265)	3.086 *** (0.857)	2.842 *** (0.888)
lnGDP	-2.016 (2.350)	0.119 (2.141)	-2.631 ** (1.287)	-3.616 ** (1.615)
jiaoyu2	32.061 (68.240)	28.792 (69.711)	39.211 (53.836)	40.414 (52.886)
yibao1	-1.215 (4.741)	-0.595 (4.873)	-6.261 (3.864)	-6.520 * (3.826)
Constant	24.515 (26.180)	3.148 (23.934)	35.720 ** (14.533)	45.574 ** (17.943)
Observations	329	329	338	338
R - squared	0.177	0.186	0.227	0.224

注：系数下方圆括号内报告根据地区聚集调整的稳健性标准误。***、** 和 * 分别表示检验统计量在1%、5%和10%水平上显著。

表7-10报告了就医可及性与医生人力资本错配效应在内科、外科之间的差异性回归结果。为了节约篇幅，我们只报告了主要检验变量的估计结果。同时我们也报告了OLS和IV的回归结果。内科科室的交乘项 PHC_ws 和 PHC_cw 依然在10%的显著水平上显著为正，说明就医可及性与医生人力资本的互补效应在内科科室显著。同时，我们发现外科科室的交乘项 PHC_ws 回归系数虽然为正，但是不显著，交乘项 PHC_cw 的回归系数仅在OLS下10%的显著性水平上显著，其他不显著，该结果表明就医可及性与医生人力资本的互补效应在外科科室基本不显著。因此，就医可及性与医生人力资本错配效应在内科、外科之间存在一定的异质性。

表7-10   医生人力资本-就医可及性互补效应在内科、外科之间差异性的回归结果

变量	内科				外科			
	OLS(1)	IV(2)	OLS(3)	IV(4)	OLS(1)	IV(2)	OLS(3)	IV(4)
PHC	0.043** (0.018)	0.081** (0.036)	0.044*** (0.017)	0.091*** (0.032)	0.079*** (0.024)	0.162*** (0.051)	0.074*** (0.023)	0.151*** (0.044)
PHC_ws	0.072** (0.030)	0.067* (0.039)			0.057 (0.042)	0.035 (0.055)		
ws	0.023 (0.020)	0.030 (0.021)			0.041 (0.028)	0.057* (0.030)		
PHC_cw			0.081*** (0.028)	0.073** (0.032)			0.071* (0.039)	0.066 (0.045)
cw			-0.017 (0.017)	-0.019 (0.018)			0.028 (0.024)	0.024 (0.025)
地区固定效应	YES	YES	YES	YES	YES	YES	YES	YES
控制变量	YES	YES	YES	YES	YES	YES	YES	YES
样本量	338	338	338	338	329	329	329	329
$R-squared$	0.252	0.241	0.250	0.232	0.206	0.175	0.207	0.178

注：系数下方圆括号内报告根据地区聚集调整的稳健性标准误。***、**和*分别表示检验统计量在1%、5%和10%水平上显著。

7.5.2   政府办卫生机构隶属关系与PHC-就医可及性互补效应

理论上，省属医院相对于县市属医院，数量极为有限，因此对于普通老百姓去省属医院就医的可能性较小。一方面是省属医院挂号数量有限，另一方面省属医院的位置一般位于省会城市或市区，增加了患者的就医成本。因此，省属医院人力资本的错配程度可能低于县市医院人力资本的错配程度，以及人力资本-就医可及性的互补效应在省属医院可能不明显。

本章以政府办卫生机构隶属关系该指标定义为医院属性，分为四个类别，分别是县级市（省辖市区）属、县（旗）属、省辖市（地区、州、直辖市区）属、省（自治区、直辖市）属。我们将这四个类别归纳成二分类变量，记县级市（省辖市区）属/县（旗）属为0，称为县市属医院，记省辖市（地区、州、直辖市区）属/省（自治区、直辖市）属为1，称为省属医院。数据样本量分布为县市属医院 190 家，省属医院为 55 家。还有部分医院的隶属关系属于缺失值，由于该数据无法从其他渠道获取，且目前数据分布比例符合现实情况，因此本章就以现有的数据进行属性异质性分析。回归结果如表 7 - 11 所示，其中，我们发现省属医院的人力资本带来的医疗服务错配效应系数虽然为正，但不显著，而县市属医院人力资本错配效应在 1% 的显著性水平上显著为正，与本章前面结论一致。其次，交乘项 PHC_ws 的系数在县市属医院为 0.125，且 5% 的显著性水平上显著，而在省属医院系数为 0.166，虽然为正向，但不显著。说明医生人力资本 - 人均卫生技术人员的互补效应在县市属医院表现更明显。同理，另一个交乘项 PHC_cw 数在县市属医院为 0.101，且 10% 的显著性水平上显著，而在省属医院系数为 0.07，虽然为正向，但不显著。说明医生人力资本 - 人均床位数的互补效应在县市属医院表现更明显。综合来看，人力资本的错配效应在县市属医院、省属医院都表现明显，而人力资本 - 就医可及性互补效应在县市属医院表现更明显，在省属医院表现不显著。

表 7 - 11　　　　医院属性与 PHC - 就医可及性互补效应

变量	县市属 （1）	省属 （2）	县市属 （3）	省属 （4）
PHC	0.086 *** (0.026)	0.110 (0.092)	0.101 *** (0.023)	0.079 (0.093)
PHC_ws	0.125 ** (0.060)	0.166 (0.138)		
ws	−0.121 (0.082)	−0.035 (0.078)		
PHC_cw			0.101 * (0.056)	0.070 (0.109)
cw			−0.102 * (0.060)	0.395 ** (0.166)
Observations	183	54	183	54
R - squared	0.202	0.422	0.129	0.166

注：系数下方圆括号内报告根据地区聚集调整的稳健性标准误。*** 、** 和 * 分别表示检验统计量在 1% 、5% 和 10% 水平上显著。

7.6 本章小结

从印发《"健康中国 2030"规划纲要》，到发布《健康中国行动（2019～2030 年）》，党的十八大以来，以习近平同志为核心的党中央作出推进健康中国建设的重大决策部署，着力解决"看病难看病贵"问题，努力实现让人民群众"病有所医"的民生承诺。未来实现高质量的医疗服务关键在于高效配置医疗资源。提高医疗资源配置本质是优化医疗服务，其中规范患者就医秩序，实现小病在小医院看，大病在大医院看是优化医疗服务的重心。然而，由于医疗服务在患者与医生之间存在严重的信息不对称特征，加上生命至上，患者用脚投票跟医生走的现象在我国非常普遍，从而导致医疗服务错配现象。关于医生人力资本是否真的是引发医疗服务错配的重要原因？目前学术界尚有定论。学术界缺乏医疗机构层面的微观验证。

本章将二级以上综合医院人力资本、地区就医可及性与医疗服务错配程度结合起来，研究人力资本的医疗服务错配效应的理论机制：（1）医院人力资本的差异化集聚是引发医疗服务错配的重要因素；医院人力资本越高，更可能产生患者虹吸，诊治更多本可由基层医院或家庭医生诊治的疾病（常见疾病或低难度疾病），从而产生医疗服务错配现象。（2）医院人力资本与地区人均卫生技术人员存在互补效应，即地区就医可及性越高，人们追求优质医疗资源更容易，从而导致更高的医疗服务错配。（3）医院人力资本与地区人均床位数存在互补效应，由于地区人均床位数越高，意味着地区医疗资源越丰富，人们就医可及性越高，人们追求优质的医疗资源越容易，从而导致更高的医疗服务错配。因此地区就医可及性可增强医生人力资本产生的医疗服务错配效应。本章利用某省二级及以上 340 家医院的调查数据检验了上述理论逻辑，发现医生人力资本是医疗服务错配的关键因素，且地区就医可及性与医生人力资本形成互补效应，能够显著引发医疗服务错配效应。该研究结论在考虑内生性并经一系列稳健性测试后依然成立。进一步的异质性分析发现，PHC－就医可及性互补效应，内科比外科表现更显著，县市属医院的互补效应比省属医院表现更强。

第 4 篇

综 合 研 究

第8章　医疗保障与公立医院改革

8.1　公立医院改革补偿机制的基本介绍

我国公立医院改革进程相对较为缓慢，其面临困难重重。部分专家认为，公立医院改革艰难归因于政府补偿不足；也有专家认为，是政府对公立医院的补偿机制改革方向不对，主张该将政府投入、医疗服务和药品出售作为公立医院补偿的三渠道变成两渠道，即取消药品加成。公立医院改革归根到底是要政府增加直接投入。实际上，无论是公立医院还是民营医院，作为提供医疗服务的机构，通过收取医疗费用来弥补成本理所当然符合经济学规律。事实上，取消药品加成政策来推动公立医院改革本质上无法杜绝医院大量开药现象，因为医院作为一家正常运行的企业，绝大多数情况公立医院的运行基本是自负盈亏，医院只有通过大量开药或者设置各种检查来获取政府的各种补贴，否则医院难以顺利运营。公立医院改革是新医改最终方案中的一个核心环节，至于如何改革政府已作出很多努力，其中包括医疗卫生体制的改革，引入社会资本办医，以及对公立医院本身内部进行改革等，但改革是需要投入的，要废除旧制度，不明确投入渠道和投入方法，犹如"画饼充饥"。

因此，公立医院改革归咎于以下三个问题：（1）补偿应该由谁来补偿？（2）补偿多少？（3）以何种方式补偿才能有效地调动医疗机构的积极性，使之既能控制成本，减少不必要的服务，又能确保医疗服务的基本质量？关键问题在于这三点。本章将重点讨论这些内容。

公立医院提供的医疗服务所需支付的医疗费用不可能主要让患者支付，否则不仅失去了医院的公益性，且会让更多病人看不起病，人们的健康无法得到应有的保障。同时，也无法解决公立医院诱导性消费的问题。因此，需要在医疗机构和患者之间引入一个第三方购买者，即医保机构。

一般来说，对任何医疗机构来说，尤其是对公立医疗机构来说，其补偿结构由三部分组成：医保支付、患者支付和政府补贴，其中医保支付占主导。因此医保机构在补偿的过程应扮演重要的角色，即谈判角色。让医保机构与医疗机构进行谈判补偿多少，如何补偿。补偿的最终目的是在有限的补偿额度下医疗机构要保证居民的健康。经分析后可看出，公立医院的补偿机制问题实际是医保支付、患者支付和政府补贴三者的比重问题。而目前中国很多地方的医保基金一度入不敷出，也直接导致医保结算率低。例如，2010年徐州的医保结算率只有60%，经2012年改革后，目前医保结算率达到92%，仍然还有接近10%的医疗费用医疗机构无法支付。医保机构无法支付的这部分医疗费用直接导致公立医院的收支不平衡，则会使得影响公立医院通过其他途径来弥补这部分的亏损，比如变相提高不在医保范围内的医药耗材、各项检查，最终使得患者承担的医疗费用越来越高。医保机构支付的费用不仅没有有效地利用，反而加重了患者的负担，因此必须推进医保支付费改革。推进医保支付费改革实际上已成为城乡医保体系改革工作的重心之一。

卫生部部长陈竺多次提到要将按病种付费当作新农合改革的重点，人力资源社会保障发布指导性文件，推进医保付费改革。所谓医保付费改革，指的是在公开透明的情况下医保机构、医疗机构和患者三方在支付水平的可接受性上达成动态的平衡，则公立医院的补偿问题就解决了。目前中国医院是普遍出现药品耗材虚高的现象，完全可以根据在保证基本的医疗质量情况下降低药品耗材费用目标与医务人员的绩效挂钩。因为一方面降低药品耗材费用可以直接减少患者、医保基金的支付比重，同时也可以直接减少医院的成本；另一方面可以将从患者、医保基金、医院节省下来的三部分费用直接用来补贴医院因耗材费用减少导致的收入减少的部分。

福建省三明市医疗、医保、医药联动改革，以改革药品招采机制、实行院长和医务人员"年薪制"为标志性动作，深度挤压了药品的量价"水分"，为大幅调整医疗服务项目价格找到了空间，率先对院长绩效管理和医务人员薪酬待遇进行了实质性探索。通过一系列联动改革，取得了明显成效，为全国公立医院改革积累了许多值得借鉴推广的经验。但同时，三明市公立医院改革面临的困难与挑战，既有来自利益调整中的种种阻力，也有权责利重新界定后的体制机制配套问题，还有公立医院改革复杂性对决策、管理和技术等层面在应对各种问题的准确性和及时性等考验。一是公立医院改革触及深层次利益调整，阻力重重；二是财政对公立医院投入的可持续性存在风险；三是改革过程中面临策略和技术层面的挑战。

公立医院改革面临的问题错综复杂，诸如公立医院公益目标与自身经济运行压力的矛盾；居民服务需求不断增加与服务承载有限的矛盾；医药费用管控与医疗服务数量、质量安全及能力提升之间的矛盾；还有医保管理与医疗机构利益之间的平衡、医疗服务行业与其他行业薪酬水平的平衡；等等。凡此种种，对改革决策者和实施者的策略选择和具体方法提出了实质性挑战。

本章将对公立医院补偿机制改革提出新的方案，在明确医院降低一定比例的患者药品耗材费用的基础上，构建各利益主体的利益共同体，推动城市公立医院改革，保证公立医院良性运行、医保基金可承受、群众整体负担不增加。

8.2　基于药品耗材费用降低的改革方案设计

在基于降低药品耗材费用目标下从博弈论的角度分析医院、政府、医疗保险机构、患者四个利益主体如何主动参与改革，建立多主体博弈模型并进行系统动力学动态趋势分析。

目前，我国公立医院并没有制定医疗价格的权利，一般是政府制定医疗价格后由医院执行，但是医院在执行的过程往往可以通过增加医疗服务项目或使用价格高的药品材料等变相地提高医疗价格，所以价格规制发挥的效果是有限的，若以政府制定的医疗价格作为实际的医疗价格偏差太大。基于这一点，我们将通过供给方医院和需求方患者两者共同确定市场均衡价格和市场医疗就诊人次数来衡量实际的医疗价格和看病人数。理论模型的构建，一般需要对现实实际情况进行精简，并对一些问题进行假设设定。除了博弈论理论模型所需要的一般假设外，根据本研究的政策建议，本次博弈论理论分析特进行如下假设。

假设 1：公立医院经济运行是由所有者（政府）、消费者（患者）、购买者（医疗保险）、生产者（医院经营管理者以及以医生为主体的员工群体）组成的多主体系统，在运行中存在着这些多元主体的多重博弈。因药品、材料等提供者不与患者直接关联，且本研究的主要目标是降低患者药品材料费用。因此，本研究构建博弈论理论模型时，暂不考虑药品、材料提供者这个利益主体。

假设 2：假设供给方医院与需求方患者共同确定市场均衡下的看病人数和患者费用。

8.2.1 改革前基本模型介绍

在基于降低药品耗材费用目标下，从博弈论的角度分析医院、政府、医保局、患者四个利益方如何主动参与改革。建立多主体博弈模型，改革前供给方医院与需求方患者共同确定市场均衡下的看病人数和看病费用。

基本模型：

$$p = A - aQ \qquad (8-1)$$

式（8-1）是典型的市场反需求函数。p 代表市场医疗需求价格，即报销前的医疗价格；A 是参数，代表医疗市场需求容量，Q 代表医疗需求，a 是需求价格弹性系数。

$$CS = AQ - \frac{\alpha}{2}Q^2 - p(1-e)Q \qquad (8-2)$$

式（8-2）是患者剩余，指的是患者通过看病获得的效用减去其付出的成本。患者获得的效用是 $AQ - \frac{\alpha}{2}Q^2$，患者看病付出的成本是 $p(1-e)Q$。e 是实际报销比例，则患者看病实际费用是 $p(1-e)$。

$$\pi = p_g Q - cQ^2 \qquad (8-3)$$

式（8-3）表示的是医院结余。为了简化模型将医院的成本与看病人数形成的函数关系是 cQ^2，c 是成本参数。

$$MF = B - p_g Qe \qquad (8-4)$$

式（8-4）表示的医保局剩余，e 是实际报销比例参数。

$$SW = CS + MF \qquad (8-5)$$

式（8-5）SW 是我们定义的社会福利函数，指的是三个博弈方利益函数值的总和。

在中国，医院并没有制定价格的权力，一般是政府制定医疗价格后由医院执行，但是医院在执行的过程往往可以通过增加医疗服务项目变相地提高医疗价格，所以价格规制发挥的效果是有限的，若以政府制定的医疗价格作为实际的医疗价格偏差太大。基于这一点，我们将通过供给方医院和需求方患者两者共同确定市场均衡价格和市场医疗就诊人次数来衡量实际的医疗价格和看病人数。

我们将医疗市场价格函数代入医院的利益函数式中，式（8-1）代入式（8-3）中，医院基于结余最大化目标制定医疗服务数量。医院结余对医疗服务数量求导并令其一阶导为零。

$$\frac{\partial \pi}{\partial Q} = A - 2(a+c)Q = 0 \qquad (8-6)$$

求得医疗数量均衡解：

$$Q^{*1} = \frac{A}{2(a+c)} \tag{8-7}$$

将 Q^* 代入式（8-1）中，得到市场均衡价格 p^{*1}：

$$p^{*1} = \frac{aA + 2cA}{2(a+c)} \tag{8-8}$$

式（8-8）中的 p^{*1} 是医院和患者共同决定的市场均衡价格。

将市场均衡数量式（8-7）和市场均衡价格式（8-8）代入四个利益方的函数值中，得到：

$$\pi^{*1} = \frac{A^2}{4(a+c)} \tag{8-9}$$

$$CS^{*1} = \frac{A^2(a + 2ae + 4ce)}{8(a+c)^2} \tag{8-10}$$

$$MF^{*1} = B - \frac{A^2(a+2c)e}{4(a+c)^2} \tag{8-11}$$

$$SW^{*1} = \frac{8a^2B + 2C(A^2 + 4Bc) + a(3A^2 + 16Bc)}{8(a+c)^2} \tag{8-12}$$

从式（8-10）可发现，实际报销 e 越大，患者剩余更大；而对医保局来说实际报销比例越大，其结余减少。同时，我们发现社会福利函数式与实际报销比例无关，原因是患者剩余中的 e 与医保局结余中的 e 两者恰好抵消掉，所以实际报销比例在该模型中不影响社会福利。

8.2.2 改革后基本模型介绍

改革的目的是在维持原有的医疗价格基础上通过补贴让医院主动降低一定比例的药品耗材费用，达到降低病人费用的目的。该目标直接导致的结果是医院结余减少，和医保局结余有所增加或减少，政府和医保局将共同补贴医院结余降低的这部分，从而达到让医院和医保局共同有动力来实现降低药品耗材费用的目标。对于医院来说，如果补贴费用足够，则医院的结余改革后会增加；如果补贴费用不足，则医院的结余改革后会减少。对于医保局来说，一方面降低一定比例的药品耗材费用会使得结余有增加；另一方面降低一定比例的药品耗材费用会刺激医疗需求使得结余会减少。

在降低一定比例的药品耗材费用的情况下，公立医院补偿来源于政府财政补贴以及医保局。关于补偿费用承担示意图见图 8-1。

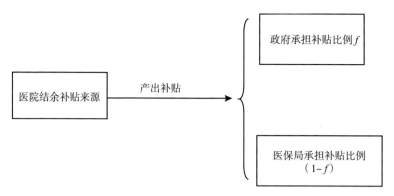

图8-1 补偿费用承担示意图

政府和医保局共同补贴医院的形式存在两种情况，分为一次性补贴和产出补贴。一次性补贴指的是政府和医保局共同补贴给医院的费用是一个固定值，不存在激励性。产出补贴指的是政府与医保局共同补贴给医院的费用是依赖于医院的营运状况，跟医院的绩效有关，具有激励的作用。一般来说，产出补贴优于一次性补贴。

在维持改革前的医疗价格基础上降低药品耗材费用比例 b，并进行产出补贴。模型建立如下：

$$p = A - aQ$$

$$CS = AQ - \frac{a}{2}Q^2 - p^{*1}(1-b)(1-e)Q$$

$$\pi = (1-b)p^{*1}Q - cQ^2 + sQ$$

$$GE = (1 + \xi_1)fsQ$$

$$MF = B - (1-b)p^{*1}Qe - (1+\xi_2)[(1-f)sQ]$$

$$SW = CS + \pi + MF - GE$$

s 代表的是单位产出补贴，指的是给每一病人的补贴费用；f 是政府承担补贴费用总额的比例；其他参数的含义与前面模型中一致。为了模型计算简便，将参数 ξ_1，ξ_2 赋值，令 $\xi_1 = \xi_2 = 0$，即政府和医保局在补贴的过程中无须支付补贴之外的成本。改革后的四个利益方的函数式如下：

$$p^{*3} = \frac{aA + 2cA}{2(a+c)} \qquad (8-13)$$

$$Q^{*3} = \frac{2c(A - Ab + s) + a(A - Ab + 2s)}{4c(a+c)} \qquad (8-14)$$

$$\pi^{*3} = \frac{(2c(A - Ab + s) + a(A - Ab + 2s))^2}{16c(a+c)^2} \qquad (8-15)$$

$$CS^{*3} = \frac{F(A, a, c, b, e, s)}{32c^2(a+c)^2} \qquad (8-16)$$

$$MF^{*3} = \frac{G(B, A, b, c, e, f, s)}{8c(a+c)^2} \qquad (8-17)$$

$$SW^{*3} = \frac{H(A, a, c, b, e, f, s)}{32c^2(a+c)^2} \qquad (8-18)$$

通过上述的式子分析，发现降低药品耗材费用比例 b 越大，需要更多的补贴来补偿医院，否则出现医院拒绝病人的现象。所以基于医院一方考虑只有补贴 s 大于或等于某临界值时，医院才有动力参与改革。而对于医保局，补贴 s 越小对医保局越有利，因为补贴 s 会引起医疗需求的增加，从而导致医保局结余的减少，所以基于医保局一方考虑，当补贴 s 小于或等于某临界值时医保局才会有动力参与改革。

改革方案可行性分析（参与约束）改革方案的结果如果同时达到以下几条，则说明改革方案是可行的。我们将对四个博弈方的改革前利益值与改革后利益值进行比较。

（1）若通过补贴于医院要求其降低药品耗材费用比例 b 后，医院结余与改革前持平或增加，那么意味着医院愿意主动积极来实施该改革方案；若医院结余比改革前减少，则意味着改革是失败的。

（2）进行产出补贴后，医保局的结余有增加，或者略有增加，则医保局也愿意配合政府为其分担部分补贴费用。

（3）改革后患者剩余增加，这说明该改革方案对患者是有利的。

（4）改革后整个社会福利比改革前是否有增加，若社会福利增加，说明改革是可行的；若社会福利减少，改革的可行性会有所打折。

基于以上四点，若同时都满足，说明改革方案是可行的。

我们基于社会福利最大化确定最优单位产出补贴，对式（8-18）的社会福利函数关于单位产出补贴 s 求一阶偏导，并令其等于0。

即 $\frac{\partial SW^{*3}}{\partial s} = 0$。通过求解我们得到最优补贴 s^*，

$$s^* = \frac{A(4bc^2 + abc + a^2b - a^2)}{2(a^2 + 3ac + 2c^2)}$$

将最优补贴分别代入改革前与改革后医院结余函数中，我们发现 $\Delta\pi = \pi^{*3} - \pi^{*1} < 0$，说明改革后的医院结余相对改革前的医院结余减少，即基于社会福利最大化得到的补贴无法让医院结余有所增加。意味着基于社会福利最大化进行补贴并不能完全补偿医院的损失，最终导致医院不支持该改革方案。因此下面我们将从医院参与博弈的临界点来进行补贴，即

当改革后医院结余与改革前持平时，求出补贴的临界点。

8.3　改革前与改革后的比较

在比较四个博弈方的利益值前，我们有必要先了解改革前与改革后看病人数 Q 的变化。记：

$$\Delta Q = Q^{*3} - Q^{*1} \frac{2c(s-Ab) + a(A - Ab + 2s)}{4c(a+c)} \qquad (8-19)$$

可以看出，若补贴为 0，则医院提供的看病人数会减少，出现拒绝病人的现象，所以需要通过补贴来弥补医院，使得医院维持或者增加看病人数。当补贴 s 越大，则看病人数增加的量越大。

下面从参与约束的角度分析，求出医院愿意参与改革的临界补贴值。

8.3.1　改革前与改革后医院结余比较分析

记 $\Delta\pi$ 为改革后的医院结余减去改革前的医院结余，则：

$$\Delta\pi = \pi^{*3} - \pi^{*1} = \frac{(2c(A - Ab + s) + a(A - Ab + 2s))^2}{16c(a+c)^2} - \frac{A^2}{4(a+c)}$$

$$(8-20)$$

令 $\Delta\pi = 0$，我们得到关于 s 的一元二次方程，求解如下：

$$s_1^* = \frac{-a^2 A + a^2 Ab - -3aAc + 3aAbc - 2Ac^2 + 2Abc^2 - 2\sqrt{a^3 A^2 c + 3a^2 A^2 c^2 + 3aA^2 c^3 + A^2 c^4}}{2(a^2 + 2ac + c^2)}$$

$$s_2^* = \frac{-a^2 A + a^2 Ab - -3aAc + 3aAbc - 2Ac^2 + 2Abc^2 - 2\sqrt{a^3 A^2 c + 3a^2 A^2 c^2 + 3aA^2 c^3 + A^2 c^4}}{2(a^2 + 2ac + c^2)}$$

由于 $s_1^* < 0$，舍掉该解。

当 $s = s_2^*$ 时，改革后的医院结余与改革前的医院结余持平。当 $s \geq s_2^*$ 时，医院愿意主动参与到降低药品耗材费用改革中。

8.3.2　改革前与改革后医保局结余比较分析

记 ΔMF 为改革后的医保局结余减去改革前的医保局结余，则：

$$\Delta MF = MF^{*3} - MF^{*1} = \left[\frac{G(B, A, c, c, e, f)}{8c(a+c)^2} \right] - \left[B - \frac{A^2(a+2c)e}{4(a+c)^2} \right]$$

$$(8-21)$$

化简如下：

$$\Delta MF = \frac{A(a+2c)e(a(1-b)(A(b-1)-2s)+2c(Ab-2A)b+s-sb)}{8c(a+c)^2}$$

令 $\Delta MF = 0$，得到 ΔMF 关于 s 的一元二次方程，可得到两个解：

$$s_3^* = \frac{(1-b)}{4(a+c)^2(1-f)}(a^2A+3aAc+2Ac^2+a^2Ae+3aAce)-\frac{1}{2}\sqrt{D}$$

$$s_4^* = \frac{(1-b)}{4(a+c)^2(1-f)}(a^2A+3aAc+2Ac^2+a^2Ae+3aAce)-\frac{1}{2}\sqrt{D}$$

由于 $s_3^* < 0$，舍掉该解。

当 $s=s_4^*$ 时，改革后的医保局结余与改革前的医保局结余持平。当 $s \leqslant s_4^*$ 时，医保局愿意主动参与到降低药品耗材费用改革中。

综上所述，当 $s_2^* \leqslant s \leqslant s_4^*$ 时，同时满足医院与医保局参与改革的条件。

8.3.3 改革前与改革后患者剩余比较分析

记 ΔCS 为改革后的患者剩余减去改革前的患者剩余，则：

$$\Delta CS = CS^{*2} - CS^{*1} = \frac{F(A,a,c,b,e)}{32c^2(a+c)^2} - \frac{A^2(a+2ae+4ce)}{8(a+c)^2}$$

经分析 $\Delta CS > 0$，即改革后在原有的医疗价格基础上降低药品耗材费用，且又刺激了需求，那么消费者是改革后的最大受益者，所以患者剩余在改革后是上升的。

8.3.4 改革前与改革后社会福利比较分析

改革后社会福利的分析：一方面，患者剩余有所增加，且医院结余及医保局结余在某种条件下有所增加；另一方面，政府要付出一定的补贴成本，所以改革后社会福利是否比改革前增加需要进一步分析。

记 ΔSW 为改革后的社会福利减去改革前的社会福利，

$$\Delta SW = SW^{*3} - SW^{*1}$$
$$= \frac{H(A,a,c,b,e,f)}{32c^2(a+c)^2} - \frac{8a^2B+2c(A^2+4Bc)+a(3A^2+16Bc)}{8(a+c)^2}$$

是一个非常复杂的式子，其符号需要进行参数赋值才能更客观地比较。

在比较的过程中，我们发现对于医院来说希望补贴 s 越大越好，而对于医保局来说 s 越小越好。当 $s_2^* \leqslant s \leqslant s_4^*$ 时，同时满足医院与医保局参与改革的条件。而且 s 越大，所增加的看病人数也会越来越多，导致医保局所要承担的报销费用支出越来越大，那么最后政府与医院要承担的总补贴费用会巨大，因此综合考虑我们应该考虑 s 补贴取临界值 s_2^*，一方面让医保局有更多的结余以用来补贴，另一方面减轻政府所要承担的总补贴费用。

8.4　医保对公立医院改革补偿机制的影响

8.4.1　医保局在改革补偿机制中扮演的角色

党的十八届五中全会明确提出，深化医药卫生体制改革，实行医疗、医保、医药联动，充分发挥医保在医改中的基础性作用。在本章的理论模型中，可看出医保在公立医院改革补偿机制运行中发挥着重要的作用，主要体现在以下几方面：一是在整个利益系统博弈过程中，医保局担任着重要的谈判角色；二是在控制医疗费用方面，医保支付起着决定性作用；三是医保完全可以为政府分担一部分公立医院改革补偿金。

由此可见，医保在医改过程中发挥着非常重要的作用。我国的医保基金由医保局负责管理，但是医保局对医保政策的制定并没有决定权，更多的权力掌握在政府手里。尽管医保局在医改中没有决定权，但是在各利益相关者相互博弈的过程拥有参与权和博弈权。公立医院改革将触动多方的利益，改革过程中阻力重重。

在上述医改补偿机制模型中，充分体现了各利益相关者的参与博弈权，构建利益共同体，保障了各有关利益主体的利益；医保的付费机制是在给定的额度下按病种项目支付费用，医院需要通过降低一定比例的药品耗材费用才能享有来自医保局和政府的补贴。该补偿机制初步建立了医院和医生的激励约束机制，可较好地规范医院和医生的诊疗行为；以市场手段（增加利益）驱动，符合医院发展内在规律，可持续性较好。

8.4.2　医保报销比例对补偿机制的影响

医保报销比例在改革补偿机制中起着关键作用，医疗保险的报销比例值的大小直接关系到改革中补偿机制的运作情况。下面将重点研究医疗保险报销比例对单位产出补贴的影响。由于单位产出补贴 s_4^* 关于医疗保险报销比例 e 的函数式非常复杂，需要对一些相关参数进行估计后，才能得出一些相关的结论。

1. 参数估计

（1）广州市市属公立医院医疗市场规模估计

基于现实数据的考虑，我们利用 20 家广州市市属公立医院 2007～2015 年面板数据的出院人数和出院费用来估算广州市市属公立医院的市场规模。利用面板数据一方面是为了增加样本数，另一方面是为了面板数据既有时间跨度又有医院的截面数据，使得估计的结果更准确（见表 8－1）。

表 8－1　　　广州市市属公立医院出院人数与费用的描述性统计分析

变量	平均值	最大值	最小值
每出院人次费用（元）	22 043	460 654	4 825
出院人数（人数）	18 276	55	67 336

从表 8－1 中可以发现，广州市市属公立医院每出院人次费用是 22 043 元，出院人数是 18 276 人。利用 Stata 软件数据进行面板回归得出以下结果。

市场规模估算结果如下：

$$p = 31\ 518 - aQ \tag{8-22}$$

广州市属每家公立医院的市场容量约为 3 万人。

（2）成本参数 c 的估计

成本参数 c 应满足 $0 < c < 1$。因为 Q 是一个大的数据，如果 c 太大，会导致医院成本过大，入不敷出。因此便于计算，一般来说在建模过程中假定 $c = 1/2$。

（3）需求价格弹性系数 a 的估计

在前面部分我们根据改革前的基本模型得到了市场均衡价格和均衡数量，它们分别是 $p^{*1} = \dfrac{aA + 2cA}{2(a+c)}$，$Q^{*1} = \dfrac{A}{2(a+c)}$。

将参数 c 的估计值代入上述两个均衡解的式子中，再利用 20 家广州市属公立医院 2007～2015 年的平均每出院人次费用作为改革前均衡价格的估计值，以及用平均出院人数作为改革前均衡数量的估计值，最后我们估计得到参数 a 约为 0.2。

2. 实际报销比例 e 对改革后与改革前医保局结余差的影响

将上述所有参数的估计值代入式子 s_2^* 中，

$$s_2^* = \frac{A}{7}(-6 + \sqrt{35} + 6b)$$

当 $s_2^* > 0$ 才有现实意义，则要求 $b > 0.014$。将补贴 s_2^* 代入 ΔMF 式中得到 $\Delta MF = I(e, b, f)$。ΔMF 的符号与 e，f，b 有关。我们对 ΔMF 进行系统动力学中的动态趋势分析。实际报销比例 e 对医保局结余差的影响：

$$\frac{\partial \Delta MF}{\partial e} = \frac{A^2}{49}(30 - 6\sqrt{35} + 6\sqrt{35}b)$$

当降低药品耗材费用比例 b 满足 $0 < b \leqslant \dfrac{\sqrt{35} - 5}{\sqrt{35}}$ 时，实际报销比例越高，则医保局结余差减少；相反，当药品耗材费用比例 $\dfrac{\sqrt{35} - 5}{\sqrt{35}} < b \leqslant 1$ 时，实际报销比例越高，则医保局结余差增加。一句话概括，实际报销比例对医保局结余变化的影响依赖于改革的目标程度，即药品耗材费用降低比例 b，而医保局结余变化程度直接关系到医保局能为政府分担多少补贴费用。

3. 社会福利的估计

将上述参数的估计值代入改革后及改革前社会福利的函数式中，然后比较改革后的社会福利估计值与改革前的社会福利估计值。

$$\Delta SW = SW^{*3} - SW^{*1} = \frac{A^2 \left[-22\,203 + 3\,768\sqrt{35} + 2(-785 + 132\sqrt{35})b - 55b^2 \right]}{28\,224}$$

$A > 0$，需要对 $\Delta W = \left[-22\,203 + 3\,768\sqrt{35} + 2(-785 + 132\sqrt{35})b - 55b^2 \right]$ 的符号作判断，因此对 ΔW 关于 b 的数字模拟，我们得到下面的数字模拟图（见图 8-2）。

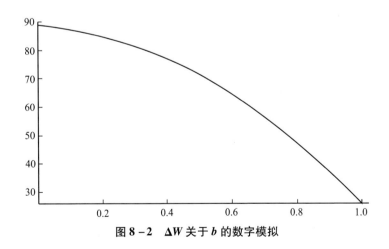

图 8-2 ΔW 关于 b 的数字模拟

由图 8-2 可知，$\Delta W > 0$，则 $\Delta SW > 0$，因此判断改革后社会福利是上升的，而且发现当实施临界值补贴时，不管目标降低药品耗材费用比例 b

为多少，改革后的社会福利都会比改革前的社会福利有所增加，所以降低一定比例的药品耗材费用从政府角度考虑，增加了政府的补贴负担，但从总的社会福利角度考虑是有利的。

8.5　本章小结

本章在基于降低药品耗材费用目标下，从博弈论的角度分析医院、政府、医保局、患者四个利益方如何主动参与改革。首先，确定实际医疗价格。通过供给方医院与需求方患者共同确定改革前的医疗价格和看病人数，以市场均衡价格来衡量实际的医疗价格的好处是考虑了医院的诱导消费行为，而如果以政府制定的价格来衡量实际医疗价格是不科学的，这是因为医院会通过增加每次看病的医疗服务项目来提高医疗价格，所以实际医疗价格往往要高于政府制定的医疗价格。

其次，我们在实际医疗价格的基础上增加一定比例的药品耗材费用，并对医院进行产出补贴。在改革后的医院结余与改革前结余持平的情况下进行产出补贴，使得医保局结余在改革后不仅比改革前有所增加，这样可最大限度达到减轻政府补贴负担的目的。另外，我们发现，当降低药品耗材费用比例 b 满足 $0 < b \leqslant b^*$ 时，实际报销比例越高，则医保局结余差越少；相反当药品耗材费用比例 $b^* < b \leqslant 1$ 时，实际报销比例越高，则医保局结余差越大。一句话概括实际报销比例对医保局结余变化的影响依赖于改革的目标程度，即药品耗材费用降低比例 b。而医保局结余变化程度直接关系到医保局能为政府分担多少补贴费用。

本章的模拟测算结果表明，医院、医生、患者、医保均可从本研究政策建议措施中获得利益，政府需要额外增加的负担不是很高，社会福利也有所提高。那么，谁的利益减少了呢？本研究分析结果表明，按照本政策建议措施，医药、材料代表等中间环节的利益是减少的，需要国家统筹考虑这部分人员的未来职业走向；医院部分管理人员与医生灰色收入会减少，账面收入会增加。综合起来看，这些人总收入会略有下降，但减少了风险；过票等行为方的利益也会有所减少；药品材料等生产厂家的利益则不会受损，甚至还因明确了预期，利益会有所增加。

事实上，解决"看病贵、看病难"现象是一个非常复杂的工程，涉及的因素很多，每次的医改推行非常艰难，利益相关者总是无法找到一个均衡点朝着更好的方向发展。本章主要是全面考虑主要的利益相关者，以利益为动机来推动相关者主动积极参与其改革中。当然，本研究存在一定的局限性。在理论模型的构建过程中，没有将医院的一些额外行为（比如诱导需求、过度医疗因素）引入模型中，这将是未来的一个研究目标。

第9章　公立医院改革与医疗卫生财政支出

9.1　问题的提出

从 20 世纪六七十年代至今，中国一直被誉为"发展中国家的奇迹"，成为全世界拥有最全面医疗保障的国家之一。改革开放之前，我国的医疗卫生事业一直由政府主导，国内公立医院占比重大，组成我国医疗机构的主体，也肩负着我国公民基本医疗服务的责任。但改革开放以来，我国走上了社会主义市场经济道路，引入了市场机制，此时的公立医院开始引入了一些竞争机制，共同参与市场竞争，开展了"补偿机制改革""管理分离"等一系列改革举措和"操作"。一系列的举动不仅促进了公立医院的壮大发展，还带动了公立医院的技术水平、设备等级和医院效率的提升。同时，随着医疗服务市场的建立，公立医院的内外环境发生了很大变化：一是中国公民收入水平大幅提高，对多元化医疗服务需求的增加；二是激烈的竞争环境导致医院利益被逐出，医院希望通过自身的经营管理实现可持续发展。

然而，公立医院由政府主导的经营模式与市场化经济形式相矛盾。原本以劳保医疗制度和公费医疗制度为主的医疗保障体系逐渐瓦解，政府逐步缩减在医疗卫生经费方面的支出，公立医院的性质也在变化，由政府主导型逐渐转变成"自主经营型"，造成其公益性逐渐缺失，"迫使"其诱导患者消费或者提高药品价格等方式实现公立医院的正常运转。由此随着公立医院的发展，有几个弊端开始逐渐地浮出水面：（1）公立医院开始出现逐利行为，为了让医院收益提高，大部分公立医院进行"药品提成机制"，即以医生的劳动来实现药品的高附加值，以药品的高利润拉动医院的经济效益，维持医院的正常运转，医生再拿一部分提成来弥补收入，形成"以药养医"的模式（寇宗来，2010）。（2）公立医院凭借政府主导的前身以及政府的公信力，使其成为我国公民心中的首选医院，公立医院在药品零售环节和提供医疗服务上都形成了双向垄断地位（朱恒鹏，2007），导致药价虚高以及"倒三角"就医秩序（王婵等，2021）。（3）公立医院的商业化与市场化，在医疗服务中存在信息不对称的背景下（杜创，2013），医生会利用其拥有的疾病诊疗知识欺骗患者牟利，即卫生经济学中著名的"供给诱导需求"假说（Folland et al.，2001）等。

这些弊端的出现与持续发展，一方面不断提高了我国公民的就医成本，即"看病难、看病贵"的情况日益普遍，严重影响公民就医需求的满足，大大提升了医疗成本乃至社会成本，在医疗卫生领域的福利性和公平性缺失；另一方面，医疗服务费用的快速上涨降低了卫生服务的利用率，处于垄断地位的公立医院失去其曾拥有的竞争性与市场性，医院效率开始下降。因此，以市级为单位的政府应当合理分配财政支出，以使本市公立医院走向可持续的良性发展，继续扮演为我国公民医疗需求负责的角色。与此同时，卫生财政支出效率逐渐成为研究领域的"热点"，被研究学者用于衡量卫生财政的利用效率，以此探讨社会性公平与福利的问题。

借助地级市层面的数据，以多期的公立医院改革为重点开展准自然实验分析，通过计算分析地级市政府卫生财政支出效率，研究公立医院改革对市政府卫生财政支出效率的影响。基本结果显示，公立医院改革显著地提升了地方政府卫生财政支出效率。

较之以往研究，本章的创新主要体现在：研究主题方面与多数仅研究改革政策影响不同。本章更详细地考察改革政策对卫生财政支出效率的影响，这也与研究公立医院改革效果评价研究一脉相承，而且是对这一主题的深入探索。

9.2　公立医院背景与改革

9.2.1　公立医院改革的背景

我国与很多国家和地区一样采用公立医院这种制度，旨在保障和增进我国公民的健康水平。20世纪中叶以来，我国公立医院从主体"地位"逐渐地演变成现在1/3左右的比例，但是公立医院的就诊人数占比一直保持在80%以上，仍是我国医疗服务供给主体。

随着公立医院在市场化制度下的发展，"以药养医"、医院垄断、过度医疗等一系列弊端开始出现。为了构建公益目标明确、布局合理、规模适当、结构优化、层次分明、功能完善、富有效率的公立医院服务体系，并探索建立与基层医疗卫生服务体系的分工协作机制，形成多元化办医格局和比较科学规范的公立医院管理体制、补偿机制、运行机制和监管机制。处于医疗服务供给"主体地位"的公立医院进行医疗体制改革刻不容缓。

9.2.2 公立医院改革的历程

"推进公立医院改革"是 2009 年的中国新医改方案确定的五项重要改革之一。从 2010 年 2 月发布《关于公立医院改革试点的指导意见》选定 16 个城市作为首批公立医院改革试点城市开始，全国公立医院改革从此拉开了序幕。2014 年 5 月，随着《关于确定第二批公立医院改革国家联系试点城市及有关工作的通知》的发布，共 17 个城市被选定为第二批公立医院改革城市。2015 年 5 月，卫生部发布《关于确定第三批公立医院改革国家联系试点城市及有关工作的通知》，选定 66 个城市作为第三批公立医院改革试点城市，以落实 2015 年国务院《政府工作报告》中"在 100 个地级以上城市进行公立医院改革试点"的任务要求。2016 年 5 月，《关于确定第四批公立医院改革国家联系试点城市及有关工作的通知》的发布，确定新的 100 个城市成为第四批公立医院改革试点城市，至此共进行四次公立医院改革，199 个城市被选为试点城市。

9.3 主要变量与数据说明

1. 卫生财政支出效率指标

本章研究模型选用随机前沿模型（stochastic frontier analysis，SFA）测算卫生财政支出效率。卫生财政支出效率实际上测算的是，在既定医院服务供给水平下，最小投入财政支出（最小成本）与实际投入财政支出（实际成本）之间的差距。因此，适合选用成本型随机前沿模型。借鉴巴蒂斯和寇里（Battese & Coelli，1995）、唐齐鸣和王彪（2013）等学者的研究成果，同时随机前沿成本函数采用柯布－道格拉斯形式：

$$\ln HFE_{it} = \beta_0 + \sum_{j=1}^{N} \beta_j \ln PS_{jit} + v_{it} + u_{it} \qquad (9-1)$$

其中，HFE_{it} 为地区 i 第 t 年的人均财政支出；PS_{jit} 为 t 年地区 i 第 j 种公共服务的供给水平，借鉴陈诗一和张军（2008）、唐齐鸣和王彪

（2013）等，纳入的医疗公共服务主要包括医院数量、医院病床数量、医院医生数量，项目见表9-1。v_{it}是随机误差项，服从标准正态分布；u_{it}表示无效项，服从截断正态分布。为了得到随时间而变化的成本效率值，假定$u_{it} = \{\exp[-\eta(t-T)]\}v_{it}$，其中，参数的正负决定了非效率水平随时间的变动方向。成本效率测算的是成本前沿与观测成本的比值。

表9-1   SFA 测算效率指标

投入		产出	
一级指标	二级指标	一级指标	二级指标
财政	卫生财政支出（HFE）	医疗	医院数（PS_1）
			医疗床位数（PS_2）
			医生数（PS_3）

为保证卫生财政支出效率的有效性，本章研究借鉴了巴蒂斯和寇里（1992）的思路，对变差率γ进行了零假设检验。估计结果显示，随机前沿成本函数对应的变差率$\gamma = 0.980$，说明成本偏差大部分来源于成本无效率项u；单边似然比检验统计量$LR = 147$远大于混合卡方分布下自由度为3且1%显著性水平对应的临界值10.501（Kodde & Palm，1986），拒绝了γ为零的原假设，说明我国地方财政支出的确存在无效率的情况。

2. 其他变量说明

除改革虚拟变量和卫生财政支出效率两个关键变量外，实证分析中还涉及人均GDP（PGDP）、人口密度（density）、教育投资（education）等控制变量。相关变量的定义及描述性统计，如表9-2所示。

表9-2   主要变量描述性统计

变量名称	变量定义	均值	标准差	最小值	最大值
卫生财政支出效率（efficiency）	根据SFA方法计算	2.923	3.842	1	30.40
人均GDP（PGDP）	人均地区生产总值取对数	10.35	0.720	4.5951	12.46
卫生财政支出占比（medical）	卫生财政支出/财政总支出	0.079	0.026	0.0057	0.209
人口密度（density）	总人口（万）/地区面积	0.044	0.027	0.0005	0.127

变量名称	变量定义	均值	标准差	最小值	最大值
教育财政支出占比（education）	教育财政支出/财政总支出	0.172	0.042	0.0177	0.483
城镇化水平（urban）	市辖区人口/地区总人口	0.342	0.204	0.0528	1
人口增长率（population）	人口增加数/地区人口总数	5.548	4.924	−7.200	28.58

3. 相关数据来源

本章使用 2007~2016 年 110 个地级市的面板数据进行实证分析，样本量为 1 100 个。其中，用于构建公立医院改革数据主要来源于卫生部和国家卫生计生委。用于计算卫生财政支出效率的各项公共服务相关数据，以及用于计算控制变量的原始数据主要来源于历年《中国城市统计年鉴》《中国区域经济统计年鉴》。

9.4 基准回归分析

9.4.1 基准回归分析

借鉴陈（2017）、徐超（2020）等的实证策略，采用 DID 方法进行回归分析，计量模型构造如下：

$$Efficiency_{it} = \alpha + \gamma \times P_i \times Post_{it} + \sum_j \beta \times Controls_{jit} + Year_t + u_{it}$$

$$(9-2)$$

其中，被解释变量 $Efficiency_{it}$ 为卫生财政支出效率，P_i 为控制组变量；$Post_{it}$ 代表城市在公立医院改革前后的指示变量，城市改革年份之前赋值为 0，城市改革年份之后赋值为 1；交互项 $P_i \times Post_{it}$ 为本研究中的核心变量，其系数即为 DID 的结果，目的在于捕捉公立医院改革造成公立医院改革的结果从而对政府支出效率的实际影响。为了进一步排除其他因素的干扰，式（9-2）还纳入了一系列地区特征控制变量（controls），包括人均 GDP（PGDP）、人口密度（density）、教育投资（education）。$Year_t$ 代表年份固定效应，α 代表截距项，γ、β 代表回归系数，μ_{it} 代表随机误差项。

表 9-3 第（1）和第（2）列报告了基准回归结果。除了核心解释变

量外，第（1）列仅控制了年份固定效应，交互项 $P_i \times Post_{it}$ 系数为 0.934，通过了 5% 的显著性检验，说明公立医院改革造成的市级政府改革显著提高了地方卫生财政支出效率。为了尽可能消除经济社会发展因素对实证结果的干扰，第（2）列在前列基础上添加了一系列控制变量，交互项系数在 5% 的显著性水平上为 0.998，结果与第（1）列相差无几，意味着公立医院改革对卫生财政支出效率的影响是初步稳健的。基准回归不仅初步印证了公立医院改革引发卫生财政支出效率提高的倒逼机制，也间接呈现出了中国"压力体制"下公立医院提效减压的治理策略。

表 9 - 3　　　　　　　　　　基准回归与安慰剂检验

变量	基准回归结果		安慰剂检验		
	（1）	（2）	（3）	（4）	（5）
$P \times Post$	0.934 ** (0.461)	1.001 ** (0.451)	0.844 ** (0.387)	0.789 ** (0.390)	0.605 * (0.311)
$P \times Post0$			0.608 (0.489)		0.671 (0.499)
$P \times Post1$				0.879 (0.646)	0.926 (0.650)
$PGDP$		0.235 (0.471)	0.210 (0.472)	0.299 (0.460)	0.274 (0.459)
$Medical$		27.933 ** (11.994)	28.220 ** (11.957)	28.859 ** (12.285)	29.225 ** (12.252)
$Density$		-0.157 (56.736)	1.739 (57.249)	10.147 (55.385)	12.785 (55.876)
$Urban$		-2.163 (2.234)	-2.315 (2.268)	-1.808 (2.252)	-1.958 (2.280)
$Population$		-0.050 (0.036)	-0.049 (0.036)	-0.053 (0.036)	-0.052 (0.036)
$Education$		-1.781 (5.371)	-1.756 (5.363)	-2.057 (5.391)	-2.045 (5.378)
$Constant$	2.772 *** (0.423)	0.272 (5.762)	0.460 (5.772)	-0.895 (5.492)	-0.750 (5.480)
$Year$	Yes	Yes	Yes	Yes	Yes
$control$	No	Yes	Yes	Yes	Yes
R^2	0.008	0.020	0.022	0.023	0.025
N	1 100	1 100	1 100	1 100	1 100

注：括号内为稳健标准误；*** 、** 、* 分别表示在 1%、5%、10% 的水平上显著。下表同。

9.4.2 安慰剂检验

关于多期双重差分法的其中一个担忧，即其他不可观测并且随时间变化而变化的城市医院特征对计量拟合结果产生不利的影响。不同的城市医院具有其他许多不一样的特征性质，虽然上文的实证中通过加入时间固定效应控制了所有随时间变化而变化的特征对于卫生财政支出效率的影响，但是部分特质可能仍然会随着时间变化会具有不同的影响，从而影响实证结果，而这些影响是本章研究的双重差分模型无法控制的。因此，本章控制了主要的可观测的城市特征，包括城市人均 GDP（PGDP）、人口密度（density）、城市教育财政支出（education）等，但是仍无法控制所有的特征，尤其是不可观测的特征的影响。对此，本章采用了一个安慰剂检验，一个改变政策发生时间的安慰剂检验，该方法在相关文献中被广泛地使用。主要是为了避免实证结果是受时间影响而非交互项影响的结果，改变政策发生时间也就是调整交互项的时间性质，再进行拟合分析结果，可以判断并排除不稳健的疑虑。

具体操作是在初始方程中纳入公立医院改革之前以及之后年份虚拟变量与对照组指标的交互项。表 9 – 3 第（3）~（5）列报告了安慰剂检验结果，第（3）列和第（4）列的回归结果中分别加入了上年、下年虚拟变量与对照组变量的交互项，第（5）列为同时加了上下两年的两个交互项。显而易见，各列加入了新的交互项后，新的交互项系数回归结果在 10% 的水平上都不显著，这说明构造前后年的虚拟变量交互项是不可置信的，其可以排除实证结果受到随时间变化而变化的因素影响，并且满足了"安慰剂"检验。

9.4.3 平行性趋势检验

双重差分方法（different in different）使用的最重要前提是满足其"平行趋势"假设。于本章而言，确保受到不同时期公立医院改革影响地区的医院，在改革之前的卫生财政支出效率趋势的变化应当是一致的。

从图 9 – 1 可以看出，在处理前的 4 期，每个时期的虚拟变量的系数均与 0 无显著差异，说明满足公立医院改革前的同趋势假设。在处理后的 6 期，每个时期的虚拟变量的系数均大于 0，表明公立医院改革后几年里医院进行公立医院改革对卫生财政支出效率具有增强效应，改革后除了第 2 期，增强效应相应减弱，其他期处于整体增强趋势。

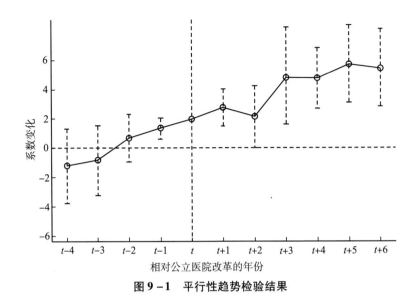

图 9 - 1 平行性趋势检验结果

9.5 异质性分析研究

9.5.1 地区异质性分析

中国疆域辽阔，各个地区经济发展水平参差不齐，并且在不同地区的政府有着不一样的政府号召力与公信力。中国是一个"政府强有力型"国家，中央政府下达的文件会在每一个地区的城市都得到积极响应，所以理论而言，公立医院政策改革效果在全国显著的前提下，每个地区的政策效果也应该是显著的。

为了证实上述逻辑，本章实证考察了卫生财政支出效率在不同地区下的异质性效果。对样本城市进行分区处理，整体分为东部地区、东北地区、西部地区和中部地区四个区域，如表 9 - 4 所示。不考虑理想结果即每个地区皆显著。一般而言，经济更发达的地区政府效率越高，政策效果越显著。但经过拟合回归分析发现（见表 9 - 5），只有经济处于欠发达水平的东北地区和中部地区在 10% 的水平内显著，而经济水平处于不发达的西部地区以及经济水平处于发达水平的东部地区的政策效果不显著。

表 9 – 4   地区分类

地区	省份
东部	北京市、天津市、上海市、福建省、广东省、河北省、江苏省、山东省、浙江省、海南省
东北	黑龙江省、吉林省、辽宁省
西部	重庆市、甘肃省、贵州省、陕西省、四川省、云南省、青海省、广西壮族自治区、内蒙古自治区、宁夏回族自治区、西藏自治区、新疆维吾尔自治区
中部	安徽省、河南省、湖北省、湖南省、江西省、山西省

表 9 – 5   地区异质性分析

变量	(1) 东部地区	(2) 东北地区	(3) 西部地区	(4) 中部地区
$P \times Post$	− 0.492 (0.360)	4.403 * (2.233)	− 0.353 (0.690)	1.488 * (0.771)
Constant	9.587 ** (4.518)	60.172 (43.789)	− 26.134 * (15.398)	1.419 (15.644)
Year	Yes	Yes	Yes	Yes
Control	Yes	Yes	Yes	Yes
R^2	0.229	0.205	0.060	0.033
N	200	120	360	420

注：括号内为稳健标准误；** 、* 分别表示在 5%、10% 的水平上显著。

    根据实证结果可以得出初步推断，经济不发达的西部地区存在政府公信力不足、政府行为效率低下以及医疗环境较差等缘故，致使公立医院改革对政府卫生财政支出效率的影响不显著；经济发达地区的东部地区可能正是因为政府公信力较高、政府行为效率高以及医疗环境较好，政府效率有上限空间，故公立医院改革对政府卫生财政支出效率未产生显著的影响；而中国东北和中部欠发达地区，既具有较高的政府公信力和政府行为效率，并且医疗环境还存在可进步空间，公立医院改革对其政府卫生财政支出效率产生显著的影响。

9.5.2 城市人口分类异质性分析

对城市的分类有很多种，根据城市人口进行分类是其中很常见的方法，一般根据人口的多少可以将城市划分三种规模的城市，大型城市（人口在1 000万以上）、中型城市（人口在100万~1 000万）和小型城市（人口在100万以下）。为了研究在城市规模不同的环境下，公立医院改革对政府卫生财政支出效率的影响，本章对样本城市进行了分类，由于有的城市在时间趋势上存在人口变化，所以本章一致采用改革年份人口存量作为参考数据，最后进行回归分析，结果如表9-6所示。

表9-6　　　　　　　　　　城市人口分类异质性分析

变量	（1） 大型城市	（2） 中型城市	（3） 小型城市
$P \times Post$	-0.116 (0.132)	1.418** (0.559)	2.153 (4.157)
Constant	3.575* (1.910)	-7.256 (11.454)	-96.143 (131.043)
Year	Yes	Yes	Yes
Control	Yes	Yes	Yes
R^2	0.080	0.048	0.333
N	400	650	50

注：括号内为稳健标准误；**、*分别表示在5%、10%的水平上显著。

结果如上地区异质性分析结果一致，在中型城市公立医院改革对政府卫生财政支出效率的影响在5%水平上显著，而大型城市和小型城市都一致出现了不显著的结果，说明在这两类城市中，公立医院改革对政府卫生财政支出效率的影响难以确定。

9.5.3 规模报酬异质性分析

对样本城市政府卫生财政支出效率进行数据包络分析（data envelopment analysis），采用BCC模型即规模可变模型，得出每个城市在每个时期的规模报酬状态，分为规模报酬递增、规模报酬不变以及规模报酬递增阶段。本章为研究在政府卫生财政支出效率在规模报酬状态不同的环境下的异质性分析结果，与9.5.2节类似，本研究采用将改革年份之时城市的规模报酬状态作为该城市样本的规模报酬状态，作出异质性分析结果见表9-7。

表9-7　　　　　　　　　　规模报酬异质性分析

变量	(1) 规模报酬递减	(2) 规模报酬不变	(3) 规模报酬递增
$P \times Post$	0.521** (0.211)	4.408* (2.018)	-0.188 (1.682)
Constant	-2.094 (4.142)	-112.766 (79.421)	-53.083 (60.936)
Year	Yes	Yes	Yes
Control	Yes	Yes	Yes
R^2	0.034	0.312	0.332
N	940	60	100

注：括号内为稳健标准误；**、*分别表示在5%、10%的水平上显著。

如结果显示，改革年份政府卫生财政支出效率处于规模报酬递减的城市受到公立医院改革的影响5%显著，处于规模报酬不变状态城市的政府卫生财政支出效率只有10%显著性水平上受到公立医院改革的影响，而处于规模报酬递增的城市未能察觉出其政府卫生财政支出效率受到公立医院改革的影响。

9.6　本章小结

面对公立医院问题不断浮现的现实，地方政府与公立医院如何应对？这一问题的回答不仅有助于对公立医院改革背景下的地方政府与公立医院行为作出解释，还能识别公立医院改革政策对效果，为中央整改医疗体系提供合理的决策参考。本章以公立医院改革政策作为切入点，聚焦探讨在此政策背景下地方政府卫生财政支出效率。

本章研究发现，公立医院改革显著地提高了地方政府卫生财政支出效率，这意味着此改革政策对地方政府在卫生财政资金使用效率方面有一定的鞭策作用，同时实证分析发现，卫生财政支出占比也会对政府卫生财政支出效率在5%显著水平上有影响，这表明卫生财政支出占总财政支出比例会对其效率产生正向的影响。

本章创新性地研究了公立医院改革政策背景下地方政府对卫生财政支出使用效率的变化。与此同时，本研究具有一定的政策含义：（1）于整体样本而言，公立医院改革对地方政府卫生财政支出效率具有正向的影响，说明政策还是存在一定的有效性。（2）地方政府的卫生财政支出效率变化存在空间地区异质性、人口规模异质性以及卫生财政支出规模报酬异质性，中央政府应针对不同的城市采用不同的改革政策。比如在其他条件一致或者类似的情况下，中央政府应该优先扶持卫生财政支出效率比较低的城市，并且适度地增加这些城市的政策优惠条例和政府转移支付。（3）在实施公立医院改革政策的同时，也应当关注卫生财政支出占比的重要性，在政策实施的过程中卫生财政支出占比放大政策正向的作用效果。因此，在进行医疗整顿改革过程中，试点城市的选择和筛选应当得到重视，并且在进行改革的过程中也应当注重一些其他指标变量的影响，在既有的产出水平下减少投入成本，提高地方政府卫生财政支出的效率。

第 10 章　分级诊疗政策的分流效应

10.1　问题的提出

2009 年新一轮医改正式启动，我国分别从全民医保体系、基本药物制度、基层医疗卫生机构运行机制和公立医院改革四个方面对医疗体系进行了改革和完善。然而，到 2015 年为止，"看病难、看病贵"仍是一个受到社会广泛关注的民生问题，大医院人满为患，医生诊疗工作量大，患者花费的就医成本高，并且不时出现医患关系紧张的社会现象。为此，党的十九大报告明确提出"实施健康中国战略"，并将构建分级诊疗制度、现代化医院管理制度、全民医保制度、药品供应保障制度、综合监管制度这五项基本医疗卫生制度和构建优质高效的医疗服务卫生服务体系作为我国医改的重点方向。其中，分级诊疗制度是五项基本医疗卫生制度的首要任务，是这一阶段医改的突出特点。

2016 年，国家卫生计生委和国家中医药管理局确定并发布了 31 个省（市）共 266 个分级诊疗试点城市名单，突出重点地进一步提升基层医疗机构的服务能力、推进家庭医生签约服务、探索组件医疗联合体、科学实施急病慢病分开诊治，推进和完善分级诊疗制度。

10.2　分级诊疗政策试点情况介绍

10.2.1　分级诊疗政策试点的背景

2015 年，《关于推进分级诊疗制度建设指导意见》政策文件，并公布了第一批试点名单，但中国关于分级诊疗的实践可以追溯到更早之前。从新中国成立开始，中国关于分级诊疗的实践大致经历了定点医院与逐级转诊，越级诊疗与"倒三角形成"，问题倒逼与启动改革，顶层设计与基层探索、加快改革推进四个阶段（姜洁和李幼平，2017）。21 世纪初，我国城镇、农村医疗保险制度相继建立，医疗保险逐渐实现全面覆盖，医疗保障体系逐渐完善，而后，二级、三级医院就医人数迎来高速增长，随之而来的是医疗资源配置及利用效率的扭曲严重加剧。随着各种医疗问题的频出，中国政府开始高度重视分级诊疗的重要作用。2006 年 2 月，《国务院关于发展城市社区卫生服务的指导意见》发布，明确提出"将发展社区卫生服务作为深化城市医疗卫生体制改革的重要举措"，"探索开展社区首诊制试点，由社区卫生服务机构逐步承担大中型医院的一般门诊、康复和护理等服务"。此后，上海于 2008 年率先试点医疗属地化管理，在基层医疗机构与公立大医院之间，建立更为紧密的"纵向联动"，形成区域医疗的联合体。

2009 年初，根据党的十七大精神，《中共中央、国务院关于深化医药卫生体制改革的意见》以及相关实施方案文件发布，重点提出健全基层医疗服务体系，鼓励地方制定分级诊疗标准，开展社区首诊制试点，建立基层医疗机构与上级医院双向转诊制度。2013 年，《国务院办公厅关于巩固完善基本药物制度和基层运行新机制的意见》则明确提出"卫生部门要加快制定分级诊疗规范，推进基层首诊负责制，建立健全分级诊疗、双向转诊制度，明显提高基层医疗卫生机构门急诊量占门急诊总量的比例"，《中共中央关于全面深化改革若干重大问题的决定》则提出"完善合理分级诊疗模式，建立社区医生和居民契约服务关系"。在此期间，北京、四川、青海、湖北、广东、贵州、宁夏在探索实践的基础上相继开展分级诊疗试点。其余的省、市、自治区于之后两年依次加入分级诊疗试点的队列。截至 2016 年，《关于推进分级诊疗试点工作的通知》在各地申报的基础上确定了 266 个开展分级诊疗工作试点的地级市，之后全国 31 个省区市除开始全面推广分级诊疗制度，同时预示着分级诊疗政策开始迈向下一个阶段。本章重点关注的是 2016 年以前分级诊疗政策的推广对医院门诊人次与社区门诊人次的影响。

10.2.2 理论分析

分级诊疗制度作为"健康中国战略"的重要举措之一，通过引导医疗资源下沉与患者基层首诊，降低医院门诊压力，缓和医患关系，优化人民的就医感受，提升社会满意度。基于分级诊疗的实施路径，本章将分级诊疗对医院门诊人次增长率与社区卫生服务中心门诊人次增长率的影响进行如下探究。

1. 医院垄断与基层医师职业技能

一直以来，医院是我国医疗服务供给的主要机构，尤其是高等级的公立医院长期以来在政府的政策支持下。在医疗技术水平、医药市场、医保份额以及患者就医市场上形成了具有显著的竞争优势，助长"看病难、看病贵"的现象。一方面，上层级医院在医师、设备、技术等医疗资源上的垄断形成了巨大的竞争优势，在"群众自愿"的原则下，吸引市场上大部分的医疗服务需求者；另一方面，基层医师的个体特征也影响着分级诊疗的试点效果，当基层医师的职业技能水平不足以应对当前诊断且其职业道德水平高时，基层医师选择向上层医院转诊将有利于患者健康。当前，我国仍处于发展不平衡不充分的时期，在经济欠发达的地区，基层医师的职业技能水平普遍较低，因此在引导患者到基层首诊以及做好医疗资源的"守门人"方面仍不能很好地起到作用。随着人口数量的增加和老龄人口的增多，分级诊疗难以降低医院门诊人次的增长率（宋林和邓轶嘉，2018）。

2. 人口城镇化与拥挤效应

城镇化对资源配置的影响机制在不同产业和区域已有广泛的分析研究。这些机制主要表现为高城镇化水平会提高城市的发展优势，从而吸引外部资源的流入。如若大城市的发展优势上升，相对应的小城市的竞争优势将相对下降。城市的发展是政府的相关发展政策导向和市场力量共同作用的结果（余壮雄，2014）。城镇化伴随着人口和资源的集聚与规模的正效应以及城市拥挤的负效应，根据城市序贯增长理论，在城镇化达到一定水平后，由于特大城市拥挤成本的上升以及边际效率的降低，在医疗市场上表现为上层级医院就诊成本的上升与诊疗效率的下降。另外，在传统的健康经济学理论中，由于医患之间的医疗服务质量上的信息不对称对医疗机构的激励作用以及公共医疗保险制度对医疗机构的抑制作用。大部分研究认为，在医疗服务产业中仅存在着微弱的市场竞争效应。然而也有研究认为，医疗服务行业中存在的市场竞争力量要比传统观念所认为的大（Amitabh，2015）。因此，在市场竞争机制的作用下，会有部分患者从医院流出，流向其他医疗机构。

10.3　分级诊疗政策对患者分流影响的实证分析

10.3.1　回归模型设定

我国各省区市是随时间逐渐加入分级诊疗试点的，为更好地估计政策效应，本章将分级诊疗政策视为一项准自然实验，借鉴贝克等（Beck et al.，2010）、马九杰等（2020）运用的渐进性双重差分（渐进 DID）的方法，评估分级诊疗政策对医院门诊人数增长率和社区门诊人数增长率的影响。渐进性双重差分法是双重差分方法的基础上衍生出来的，双重差分方法已成为国内政策评估的主流方法之一。具体而言，就是利用未加入试点的省份构造反事实（counter factual），在试点前与试点后的实验组与控制组之间进行两次差分，由此得到的结果即分级诊疗试点的效果。相比现有对分级诊疗政策的实证研究，本章使用渐进性双重差分的方法能够更为精准地识别分级诊疗试点的效果，并有效克服遗漏控制变量带来的内生性问题，使得估计结果更加科学可靠。使用双重差分法需要满足两个前提条件：一是保证样本分组的随机和事件随机；二是满足 SUTVA 假设，确保政策冲击没有溢出效应。由于医疗卫生市场的特殊性以及分级诊疗政策是实现省辖区甚至市辖区内患者就医在两层级医疗机构间的合理流动，不会影响其他省份患者就医的流向，因此天然满足 SUTVA 假设。本章后部分将重点讨论平行趋势检验来确保分组随机与事件随机。

为评估分级诊疗政策效果，本章构建了渐进 DID 方法的计量模型（10 - 1），i 代表省份，t 代表年份，X_{it} 为控制变量，λ_i 为各省固定效应，δ_t 为时间固定效应，ε_{it} 是扰动项。

$$Y_{it} = \beta Treat_i \times Post_t + \varphi X_{it} + \lambda_i + \delta_t + \varepsilon_{it} \qquad (10 - 1)$$

被解释变量：Y_{it} 为被解释变量，表示第 i 个省在 t 年末的门诊人次增长率。本章将医院门诊人次增长率和社区门诊人次增长率作为被解释变量进行回归。

核心解释变量：$Treat_i \times Post_t$ 表示"样本时间是否属于分级诊疗试点省份（$Treat_i$）"与"政策实施前后（$Post_t$）"两个虚拟变量的交互项，其估计系数 β 即为本章关注的政策效应。对于 $Treat_i$，若该省份在样本时间内属于试点省份则取 1，否则取 0；对于 $Post_t$，若在年份 t 及之后年份开展分级诊疗试点，则取 1，否则取 0。本章通过收集 2006 ~ 2016 年各省、区、市开展分级诊疗试点的通知文件，整理相关试点信息（见表10-1），参与试点的省份是按照时间逐年增加的。由于西藏自治区的相关数据缺失较多，本章在后续回归估计中将西藏从样本中剔除。

表10-1   各省分级诊疗政策试点时间

开始参与试点年份	参与试点的省、自治区、直辖市
2008	上海
2012	北京
2013	湖北、广东、贵州、青海、宁夏
2014	内蒙古、黑龙江、浙江、福建、江西、河南、海南、甘肃、新疆、四川
2015	天津、河北、山西、辽宁、吉林、江苏、安徽、山东、重庆、陕西
2016	湖南、广西、云南

控制变量：医院门诊人次的变化受很多因素的影响，若这些因素的效应没有被控制住，则会严重影响本章对分级诊疗政策处理效果估计的准确性。因此，本章根据现有文献中对患者就医去向选择影响因素的论述，从经济、社会、人口三个层面选取代表性指标进行控制，其中，经济层面指标包括人均地区生产总值增长率和政府卫生支出增长率，社会层面指标包括人口城镇化率、城镇医疗保险参保率，人口层面指标包括人口增长率、老龄化率、少年儿童抚养比。另外，对于被解释变量为医院门诊人次增长率的回归方程中，还加入了反映医院规模和医院投入的医院机构数与医院床位数；同样，对于被解释变量为社区卫生服务中心门诊人次增长率的回归方程中，也加入了社区卫生服务中心机构数与床位数。具体变量定义见表10-2。此外，本章仍考虑到有许多不可观测变量会使得本章的估计结果产生偏误，因此加入以下变量。一是各省份的固定效应 λ_i，控制各省份难以观测到的时不变值对结果造成的有偏估计；二是不同年份的气候环境、突发传染性疾病等因素都会对当年的门诊人次变化造成影响，因此本章加入了时间固定效应 δ_t。同时，本章还在省级层面上应用聚类标准误，以减小异方差与序列相关造成的估计偏误。

表 10 - 2　　　　　　　　　　　指标选取汇总

分类	变量名	变量	变量定义
被解释变量	医院门诊人数增长率	*del_hv*	各地区年末门诊人次与上一年年末门诊人次的差值差值除以上一年年末门诊人次
	社区卫生服务中心门诊人数增长率	*del_cv*	各地区年末门诊人次与上一年年末门诊人次的差值差值除以上一年年末门诊人次
关键解释变量	分级诊疗政策试点	*Treati × Postt*	开展试点 = 1,未开展试点 = 0
控制变量	人均地区生产总值增长率	*grow_pgdp*	各地区年末人均 GDP 与上一年年末人均 GDP 的差值差值除以上一年年末人均 GDP
	政府卫生支出增长率	*grow_govsp*	各地区年末政府卫生经费与上一年年末政府卫生经费的差值差值除以上一年年末政府卫生经费
	人口城镇化率	*urban*	各地区年末城镇人口占总人口比重
	年末人口增长率	*grow_pop*	各地区年末人口数与上一年年末人口数的差值除以上一年年末人口数
	人口老龄化率	*older*	65 岁以上人口占总人口的比重
	少儿抚养比	*cdep*	各地区年末 0 ~ 14 岁少年儿童人口数占 15 ~ 64 岁劳动力人数的比值
	Ln(医院机构数)	*lnhnum*	各地区医院机构数的对数
	Ln(医院床位数)	*lnhbn*	各地区医院拥有的床位数的对数
	Ln(社区卫生服务中心数)	*lncnum*	各地区社区卫生服务中心机构数的对数
	Ln(社区卫生服务中心床位数)	*lncbn*	各地区社区卫生服务中心拥有的床位数的对数

10.3.2　数据来源与描述性统计

本章实证分析部分以 2004 ~ 2018 年中国省级面板数据作为研究样本,剔除了西藏及港、澳、台地区,样本包含了 30 个省区市,面板数据来自《中国卫生统计年鉴》《中国卫生健康统计年鉴》《中国统计年鉴》。其中,对于存在少量缺失值的个别变量,主要为社区卫生服务中心门诊人数以及社区服务中心机构数,为了避免样本损失,本章采用回归替代法按照人均地区生产总值与时间趋势得到估计值,以对这部分缺失值进行补充。需要说明的是,为了避免模型非线性带来的估计偏误,在估计时对变量进行了对数处理。分级诊疗政策试点数据来自 2006～2016 年各省、区、市人民政府发布的开展分级诊疗通知意见。本章所用的具体变量定义与描述性统计分析见表 10-3。

表 10-3   描述性统计

变量名	变量	样本数	均值	标准差	最小值	最大值
医院门诊人数增长率	del_hv	420	0.08	0.042	-0.067	0.242
社区卫生服务中心门诊人数增长率	del_cv	420	0.816	4.734	-0.565	0.525
分级诊疗政策试点	Treati × Postt	420	0.388	0.488	0	1
人均地区生产总值增长率	grow_pgdp	420	0.125	0.072	-0.23	0.317
政府卫生支出增长率	grow_govsp	420	0.246	0.176	-0.104	1.015
人口城镇化率	urban	420	0.535	0.139	0.268	0.896
年末人口增长率	grow_pop	420	0.007	0.019	-0.104	0.199
人口老龄化率	older	420	0.096	0.02	0.055	0.152
少儿抚养比	cdep	420	0.233	0.067	0.096	0.447
Ln（医院机构数）	lnhnum	420	6.494	0.658	4.779	7.856
Ln（医院床位数）	lnhbn	420	11.442	0.888	7.792	13.041
Ln（社区卫生服务中心数）	lncnum	420	4.81	1.356	0	7.013
Ln（社区卫生服务中心床位数）	lncbn	420	7.776	1.477	2.079	10.007

10.3.3 实证结果分析

1. 基准回归结果

本部分将进一步基于式（10-1）进行实证检验，考察分级诊疗政策试点对医院门诊人数增长率与社区卫生服务中心增长率的影响。为使得估计结果更加稳健，模型（1）和模型（3）的控制变量仅考虑了年份固定效应与省份固定效应，模型（2）和模型（4）加入社会、经济与人口层面的控制变量，模型（3）和模型（6）则增加考虑了医疗机构的资本投入的控制变量。表 10-4 报告了全样本的实证估计结果。

变量	医院门诊人数增长率			社区卫生服务中心门诊人数增长率		
	模型（1）	模型（2）	模型（3）	模型（4）	模型（5）	模型（6）
$Treat_i \times Post_t$	-0.001 (-0.109)	-0.001 (-0.154)	-0.001 (-0.266)	0.471 (1.276)	0.480 (1.203)	0.417 (1.102)
$grow\_pgdp$		-0.003 (-0.092)	0.004 (0.094)		-2.203 (-0.446)	-6.974 (-0.833)
$grow\_govsp$		-0.008 (-0.370)	-0.010 (-0.465)		1.678 (0.949)	1.628 (0.807)
$urban$		0.288*** (3.087)	0.264** (2.050)		15.692 (0.941)	16.527 (0.475)
$grow\_pop$		0.336** (2.446)	0.343** (2.476)		-7.887 (-0.690)	-15.650948 (-0.916)
$older$		0.375** (2.083)	0.351* (1.832)		10.401 (0.510)	25.994 (25.994)
$cdep$		-0.105 (-1.113)	-0.099 (-1.097)		-2.677 (-0.395)	-10.934 (-1.152)
$\ln hnum$			0.021 (1.156)			
$\ln hbn$			-0.005 (-0.341)			
$\ln cnum$						-2.385* (-1.710)
$\ln cbn$						-1.710 (0.922)
年份固定效应	控制	控制	控制	控制	控制	控制
省级固定效应	控制	控制	控制	控制	控制	控制
$Cons$	0.066*** (8.050)	-0.067 (-1.097)	-0.129 (-0.795)	1.461** (2.684)	-5.978 (-0.730)	-4.290 (-0.514)
观察值个数	420	420	420	420	420	420
$R - squared$	0.39	0.45	0.45	0.06	0.06	0.10

注：***表示在1%显著性水平下统计量显著；**表示在5%显著性水平下统计量显著；*表示在10%显著性水平下统计量显著。括号内数值为 t 统计量值。

根据表 10 - 4，从模型（1）~（3）可以发现，核心解释变量的估计系数符号与显著性水平在加入控制变量前后没有发生实质性变化。从模型（4）~（6）可以发现，核心解释变量的估计系数显著性水平在加入控制变量后变得不显著。对比模型（1）~（3）、模型（4）~（6），可以看出模型在加入控制变量后的 $R-squared$（拟合优度）提高，说明控制变量的加入是有效的。接下来，具体以模型（3）和模型（6）的完整估计结果为基础进行分析。模型（3）的估计结果显示：在控制了其他影响因素的条件下，核心解释变量 $Treat_i \times Post_t$ 未通过显著性检验，这表明对于总体样本而言在分级诊疗政策试点前后处理组的医院门诊人次增长率相对于对照组并没有呈现出显著差异，在降低医院门诊压力方面，分级诊疗政策尚未取得总体显著的效果。对比模型（2）与模型（3）中也可以看出，分级诊疗政策的影响仍然抵不住经济的发展、人口的增长以及老龄化加剧带来的对高质量医疗服务需求的影响。模型（6）的估计结果则显示，核心解释变量以及控制变量对社区卫生服务中心的门诊人次的影响均未通过显著性检验。这表明，从总体而言，多数省份的分级诊疗政策的试点暂时未呈现显著效果，政府的卫生经费支出与社区医疗机构的投入也未能提高基层医疗资源的利用效率。

由表 10 - 1 可知，大部分省份开展试点的年份离样本期末较近，因此省份之间存在着较大的差异，同时政策效果的实现可能存在着较大的滞后效应。接下来，本章通过把较早开展试点的上海、北京作为处理组，把 2015 年及 2015 年之后开展试点的天津、河北、山西、辽宁、吉林、江苏、安徽、山东、重庆、陕西、湖南、广西、云南作为对照组，利用传统倍差法（DID）进行，具体回归方程如下：

$$Y_{it} = \beta_0 Treat_i + \beta_1 Post_t + \beta_2 Treat_i \times Post_t + \varphi X_{it} + \lambda_i + \delta_t + \varepsilon_{it} \qquad (10-2)$$

在式（10 - 2）中，Y_{it} 表示被解释变量医院门诊人次增长率和社区卫生服务中心门诊人次增长率，i 表示省份，t 表示年份，$Treat_i$ 表示样本期内开展试点的省份为 1，这里即上海、北京取 1，其余省份为 0。$Post_t$ 表示开展试点之后的年份为 1，其他年份为 0。需要特别说明的是，本部分检验的样本期为 2005 ~ 2015 年，2015 年及 2016 年开展试点的省份，其变量 $Post_t$ 取值为 0，回归结果如表 10 - 5 所示。根据表 10 - 5 的模型（7）~（10），可以看出，无论是 2008 年开展试点的上海或是 2012 年开展试点的北京，其核心解释变量估计系数仍未通过显著性检验，这表明分级诊疗政策在局部地区层面也暂未取得显著效果。

表 10 − 5		上海、北京开展分级诊疗试点的影响效果		
变量	模型（7） 上海医院门诊 人数增长率	模型（8） 北京医院门诊 人数增长率	模型（9） 上海社区卫生服务 中心门诊人数 增长率	模型（10） 北京社区卫生服务 中心门诊人数 增长率
$Treat_i \times Post_t$	− 0.022 （− 0.764）	0.002 （0.071）	9.260 （1.318）	5.215 （0.839）
grow_pgdp	0.025 （0.278）	− 0.058 （− 0.581）	− 36.156 （− 1.623）	− 43.469 * （− 1.851）
grow_govsp	− 0.016 （− 0.624）	0.020 （0.738）	6.666 （1.116）	4.176 （0.690）
urban	− 0.114 （− 0.476）	− 0.157 （− 0.633）	42.888 （0.942）	57.909 （1.190）
grow_pop	0.278 * （1.791）	0.495 ** （2.525）	− 61.752 （− 1.652）	− 70.785 （− 1.513）
older	0.274 （0.679）	− 0.032 （− 0.061）	57.295 （0.590）	103.182 （0.829）
cdep	− 0.145 （− 0.818）	− 0.208 （− 1.147）	− 14.676 （− 0.343）	− 16.437 （− 0.388）
lnhnum	0.093 ** （2.503）	0.090 ** （2.355）		
lnhbn	− 0.007 （− 0.242）	0.003 （0.065）		
lncnum			− 4.018 *** （− 2.849）	− 4.199 *** （− 2.981）
lncbn			4.231 *** （3.347）	4.456 *** （3.522）
年份固定效应	控制	控制	控制	控制
省级固定效应	控制	控制	控制	控制
_Cons	− 0.385 （− 1.286）	0.0240407 （0.958）	− 31.783 （− 1.041）	0.69249897 （0.234）
观察值个数	154	154	154	154
R − squared	0.49	0.49	0.21	0.22

注：*** 表示在 1% 显著性水平下统计量显著；** 表示在 5% 显著性水平下统计量显著；
* 表示在 10% 显著性水平下统计量显著。括号内数值为 t 统计量值。

2. 实证结果的合理性与稳健性检验

为了确保上述估计结果的可靠性，本部分将从以下几个方面进行稳健性检验。

（1）平行趋势检验

倍差法的有效性取决于处理组与对照组的被解释变量在政策干预之前是否有相同的变化趋势，这是本章计量模型识别政策效应的前提假设。当满足平行趋势假设时，则认为政策的干预是具有统计学意义上的随机性的，从而使用 DID 模型进行估计的结果是可信的。本章借鉴贝克等（2010）以及马九杰等（2020）的方法检验开展试点前各省、区、市结果变量的平行趋势，对于总体样本，具体回归模型如下：

$$Y_{it} = \sum_{k \geq -10}^{2} \beta_k D_{it}^k + \varphi X_{it} + \lambda_i + \delta_t + \varepsilon_{it}, \ k \neq 0 \qquad (10-3)$$

在式（10-3）中，Y_{it} 表示被解释变量医院门诊人次增长率与社区卫生服务中心门诊人次增长率，i 表示省份，t 表示年份，k 表示分级诊疗政策开展试点之后（前）年份。D_{it}^k 表示 i 省开展分级诊疗政策试点前（后）第 k 年的虚拟变量，当 $k<0$ 时，D_{it}^k 表示省试点前第 k 年的值为 1，其他年份为 0；同样，当 $k>0$ 时，D_{it}^k 表示省试点后第 k 年的值为 1，其他年份为 0。当 $k<0$ 时，估计系数 β_k 与 0 没有显著差异，则说明试点前各省医院（社区卫生服务中心）门诊人次增长率具有共同变化趋势。此处剔除 $k=0$ 的原因是为了避免共线性等问题。为了避免样本点过多带来较大的样本变异度降低检验结果的准确性，本章将 $k \leq -8$ 的数据纳入 $k=-8$ 中，将 $k \geq 4$ 的数据纳入 $k=4$ 中。式（10-3）中的其他变量定义与式（10-1）相同。

回归结果绘制如图 10-1、图 10-2 所示，其中横轴皆表示开展分级诊疗试点前后年份，即 k 值的大小。图 10-1 的纵轴表示总体样本医院门诊人次增长率的变化，图 10-2 表示总体样本社区卫生服务中心门诊人次增长率的变化，趋势线上的圆圈表示估计系数 β_k 的估计值，圆圈上下的虚线范围表示 95% 的置信区间。根据图 10-1、图 10-2 可知，在开展分级诊疗试点前的年份，即当 $k<0$ 时，估计系数 β_k 与 0 没有显著差异，说明试点前各省医院（社区卫生服务中心）门诊人次增长率具有共同变化趋势，满足平行趋势假设，说明本章回归方法的使用与回归结果是合理的。当 $k>0$ 时，估计系数 β_k 仍不能显著拒绝 0 假设，这说明从总体来说，分级诊疗试点开展后未能取得显著增加基层首诊的效果。

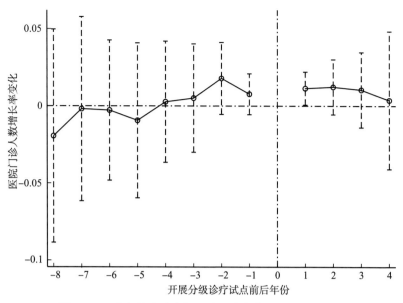

图 10 - 1　分级诊疗试点与医院门诊人次增长率动态效果

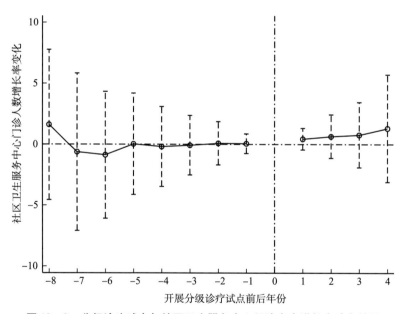

图 10 - 2　分级诊疗试点与社区卫生服务中心门诊人次增长率动态效果

　　对于上海、北京开展分级诊疗试点对医院（社区卫生服务中心）门诊人次增长率影响的估计结果，本章同样使用上述方法对估计结果进行平行趋势检验，其中 k 值的上下限根据样本期进行相应的改动。估计系数 β_k 的大小与 95% 置信区间如图 10 - 3、图 10 - 4 所示。从图 10 - 3 可以发现，在2008年之前（$k < 0$），估计系数 β_k 并无显著异于0，说明上海在开展试点之前的医院（社区卫生服务中心）门诊人次增长率的变化与未开展试点省份具有共同变化趋势，即平行趋势假设成立。从图10-4可以发现，在2012年之前（$k < 0$），北京在开展试点之前的医院（社区卫生服务中心）门诊人次增长率的变化与未开展试点省份具有共同变化趋势，即平行趋势假设同样成立。从图10-3、图10-4可以看出，上海和北京在开展试点后，医院（社区卫生服务中心）门诊人次增长率的变化虽相比开展试点前的变化有较大的变动，但仍然与0无显著差异，进一步说明表10-5的估计结果是可信的。

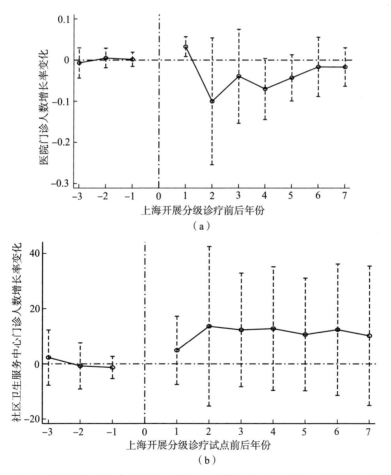

图10-3　上海分级诊疗试点与医院（社区卫生服务中心）门诊人次增长率动态效果

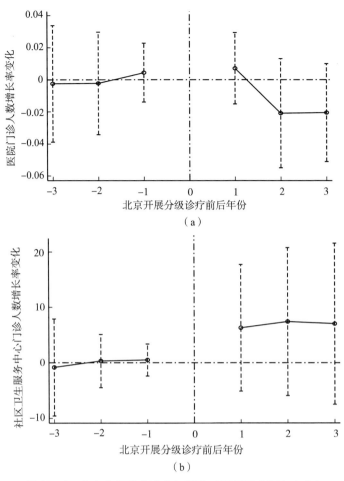

图 10 - 4　北京分级诊疗试点与医院（社区卫生服务中心）
门诊人次增长率动态效果

（2）子样本回归检验

尽管基准回归尽可能地控制了影响医院门诊人次增长率与社区卫生服务中心门诊人次增长率的其他因素，并通过平行趋势检验增加了回归结果的可信程度，但仍存在有一些不可观测的因素影响本章实证结果的可能性，为使结果更加可靠，本章通过子样本回归的方式进行稳健性检验。最早和最晚开展试点的省、区、市可能在某些因素上与其他省份存在差异，因此本章将 2008 年开展试点的上海和 2016 年开展试点的湖南、广西、云南从样本中剔除，按照基准回归的模型设置，对分级诊疗试点对医院门诊人次增长率与社区卫生服务中心门诊人次增长率的影响再次回归，估计结果如表 10 - 6 所示。可以看出，在剔除 4 个省区市后，分级诊疗政策试点的估计系数仍没有显著变化，这与本章基准回归的结论一致，说明基准回归是稳健的。

表 10 - 6　　　　稳健性检验：剔除 4 个省区市的回归结果

变量	医院门诊人数增长率			社区卫生服务中心门诊人数增长率		
	模型（11）	模型（12）	模型（13）	模型（14）	模型（15）	模型（16）
$Treati \times Postt$	0.001	0.004	0.003	0.799	0.918	0.730
	(0.156)	(0.505)	(0.483)	(1.533)	(1.393)	(1.249)
控制变量	未控制	部分控制	已控制	未控制	部分控制	已控制
年份固定效应	控制	控制	控制	控制	控制	控制
省级固定效应	控制	控制	控制	控制	控制	控制
_Cons	0.065 ***	- 0.053	- 0.105	1.608 **	- 9.467	- 9.042
	(6.904)	(- 0.741)	(- 0.499)	(2.555)	(- 0.898)	(- 0.753)
观察值个数	364	364	364	364	364	364
R - squared	0.39	0.46	0.46	0.06	0.07	0.11

注：*** 、** 表示在1%、5% 显著性水平上统计量显著。括号内数值为 t 统计量值。

10.4　本 章 小 结

构建分级诊疗服务体系，是新时期深化医改的一项重要内容，是实现人人享有基本医疗卫生服务的重要途径，《2020 年政府工作报告》《2019 年政府工作报告》《2016 年"十三五"卫生与健康规划》等重要文件都提出要逐步推进分级诊疗，提升分级诊疗质量，在发展中保障和改善民生。随着人口老龄化和人均收入的提高，人们对高质量的医疗资源的需求日益增加。如阿米塔等（Amitah et al.，2015）所指出，在医疗市场也存在着市场竞争，医疗服务需求者在就医时多数考虑到的是医疗服务的质量而较少考虑其治疗支出，而社会方面如医疗保险基金则较多地考虑治疗支出。因此，即使实施分级诊疗，在以"群总自愿"的原则下，当不同层级的医疗机构的医疗服务质量相差较大时，绝大部分医疗服务需求患者选择代表着高质量医疗服务的大医院，从而产生"就医困难"等种种现象。

本章使用2004～2018 年中国 30 个省区市的卫生统计数据，运用渐渐双重差分的方法（渐进 DID）评估开展分级诊疗试点对于医院门诊人次增长率与社区卫生服务中心门诊人次增长率的总体影响，同时也运用了倍差法（DID）评估了最先开展分级诊疗试点地区的试点效果，并进一步检验了人口城镇化率的提高对于医院门诊人次增长率变化的拥挤效应，具体结论如下：第一，总体来看开展分级诊疗试点并没有显著降低医院门诊人次的增长，也没有显著提高社区卫生服务中心门诊人次的增长。第二，局部来看最早开展分级诊疗试点的地区的医院（社区卫生服务中心）门诊人次增长率也没有与其他较晚开展试点的地区产生显著差异。

基于上述结论，本章得到一些启示：第一，在城镇化水平较高的地区的经济发展水平较高，基层建设较为完善，卫生技术人才相对完备，因此强化基层医疗卫生机构的医疗服务能力，主要需提高医师职业技能水平以及制定科学的薪酬体系与晋升激励制度，保障其收入水平，确保基层医疗机构人才队伍培养和发展体系的完整，并加强政策的宣传与引导，通过高质量的基层医师提高患者信任度，促进基层首诊的实施，确保小病不出社区，降低医院的门诊压力。第二，对于城镇化水平较低的地区，一方面仍需加强经济建设，促进基础设施建设的完善，优化就业环境。这些地区的医疗机构硬件建设水平较低，用地不足，医疗设备及老化，建设投入不足。另一方面，医疗卫生技术人才相对缺少或者较少有高质量的医疗卫生技术人才愿意到环境不佳的基层工作。因此，这些地区在加强基层医疗机构硬件建设的同时，需要建立健全家庭医的长期输入和培育体系，制定人才优惠政策吸引相关人才，建立完善医生学习交流平台，提高基层医生的医疗服务质量，促进居民患病首诊选择基层医疗机构。

第 5 篇

结 论 篇

第11章 研究结论与政策建议

11.1 研 究 结 论

本研究回答了以下几个问题：一是如何制定合理的医疗保障水平？二是基本医疗保险的实施对我国医疗服务行业竞争的影响如何？三是如何有效、科学地评估医疗保险产生的健康绩效？四是基本医疗保险补贴如何影响公立医院的改革补偿机制？

针对上述问题，本研究基于产业组织理论和健康经济学原理，通过理论建模的方法和自然实验方法全面且综合研究了基本医疗保险对我国医疗服务行业的影响，并且得到了最优医疗保障水平和医疗保险对医院竞争、居民健康的影响。此外，在考察了医疗保险对供给方和需求方影响的基础上，本研究还进一步分析了医保在我国公立医院改革补偿机制中发挥的作用。通过采取理论与实证相结合的研究方法，本研究得到了如下主要的结论。

（1）医院之间的医疗报销比例差异影响患者的就医选择。当大医院与小医院间的医疗报销比例差距较大情况下，医疗补贴效应有利于患者从大医院流向小医院；且大医院的医疗价格上升较为明显。

（2）医疗补贴效应对医院间的质量影响存在差异。医疗补贴效应促进大医院的医疗质量改善，但是在大医院与小医院间的医疗报销比例差距较大的情况下，医疗补贴效应不利于小医院医疗质量的改善。反过来，小医院的医疗质量改善程度直接影响患者的流动性。所以获取一个合理的医疗报销比例使医疗补贴更充分地发挥其积极作用显得尤为重要。

（3）在基于社会福利最大化的条件下获取了大医院与小医院的最佳医疗报销比例值；而且最佳医疗报销比例值与医保基金管理部门的管理效率息息相关，医保基金管理部门的管理效率越高，患者所享有的最佳医疗报销比例值越高。

（4）医疗保险报销会刺激总的医疗需求，并且能提高民营医院的医疗质量；而且通过比较公立医院与民营医院处于不同的市场地位情况，发现民营医院的医疗质量提升速度以及患者的总效用在公立医院占主导民营医院跟随的市场结构情况下是最大的。

（5）医疗服务利用率的提高成为新农合影响参合者健康的一个重要渠道，在显著提高人们的健康水平的同时发现新农合没有引发事前道德风险。其次发现男性因医疗服务利用率的提高而改善健康的程度大于女性，同时中年人健康改善程度大于年轻人。结论一方面表明新农合政策实施是可行、有效的，同时表明新农合的报销比例可能低于最优保障水平，另一方面意味着新农合对不同人群的影响存在差异。

（6）在检验了公立医院补偿机制的可行性的同时，发现医保在公立医院补偿过程中起着关键作用，医保承担对公立医院的补偿额度依赖于实际的医疗保障水平以及医保的支付方式。

（7）测算了医生人力资本的配置效率。结果发现，高级别医院的医生人力资本的生产率还有很大的改善空间，而等级低的医院更多的是依赖简单劳动力投入配置效率。

（8）医院人力资本的差异化集聚是引发医疗服务错配的重要因素；医院人力资本越高，更可能产生患者虹吸，诊治更多本可由基层医院或家庭医生诊治的疾病（常见疾病或低难度疾病），从而产生医疗服务错配现象。

（9）扩展研究的结果显示，分级诊疗试点并没有显著降低医院门诊人次的增长，也没有显著提高社区卫生服务中心门诊人次的增长。另外，从局部来看，最早开展分级诊疗试点的地区的医院（社区卫生服务中心）门诊人次增长率也没有与其他较晚开展试点地区产生显著差异。

综上所述，本研究不仅丰富相关领域理论基础，而且有助于我们深刻从医疗服务产品的供给方与需求方正确认识医疗保险政策带来的利与弊，如何更科学地制定合理的医疗保障水平，以及如何更科学、有效地评估医疗保障的健康绩效，同时也将有助于我国医疗卫生体制改革过程中各级政府和部门正确认识居民的健康需求和医院之间的竞争行为，科学合理地调整和制定政策，进一步发展和完善我国医疗保障体系。

11.2 政策建议

11.2.1 充分发挥医保在配置医疗资源中的基础作用

本研究从多个角度分析了基本医疗保险对我国医疗服务行业发展的影响，充分探讨了医疗保险所带来的积极影响和消极影响，在已得的结论上提出一些相关的政策建议，以便更好地推动我国医疗保险制度的改革，以及更好地促进我国医疗服务行业的健康发展。政策建议具体如下。

（1）制定合理的医疗保障水平，进一步提高新农村合作医疗保障水平。医疗保险是把双刃剑，对我国医疗服务行业带来积极影响的同时也带来一定消极影响。政策制定者需要在医疗保险的利与弊之间进行权衡，既要看到医疗保险的积极作用也要深刻认识到医疗保险的消极效应，建立合理的医疗保障水平是关键，同时也要制定更科学、有效地评估医疗保障绩效的体系，不仅从居民健康结果角度出发，同时更应该考虑医保带来的居民健康风险行为变化。

（2）进一步提高医保基金管理部门的管理效率。本章强调医保基金管理部门的管理效率越高，患者所享有的最佳医疗报销比例值越高。国家可以通过一系列政策降低医保基金的管理成本，提高其效率。最新的城乡居民医疗保险合并政策是提高医保基金管理效率的具体措施，该政策得到了本章的支持。

（3）大力发展优质民营医院，鼓励富人参加商业保险。本研究的结论强调公立医院与民营医院间的不对称医疗保险待遇更有利于优质的民营医院的发展。而且该政策已在国外一些国家推行，比如澳洲的医疗保障体系中就有一条规定是鼓励高收入人群购买商业保险，同时配有相关的激励政策，即富人参加商业保险可以退税3%。该政策的实施一方面有利于缓解公立医院和政府财政压力，同时也有利于推进优质民营医院的市场发展，另一方面可以更好地满足高收入人群多样化的医疗需求，从而获取更合适的医疗服务。

（4）构建利益共同体，保障各有关利益主体的利益，并建立相应的约束机制是推动公立医院改革的关键。正确发挥医保在公立医院改革补偿机制中的基础性作用，推进医保支付费改革。

11.2.2 降低医疗服务错配的政策建议

（1）从短期来看，由于医生人力资本水平无法在短期提升，短期可以"降低异质性"为主。例如，适当调整和配置医院间的优质医生可降低人力资本异质性，这类似教育改革中将学区教师轮岗避免优秀教师过度集中在头部学校。同时，政府政策应注重提高对基层医疗机构的医生人力资本投入，以减少在大医院错配的患者。另外，以2015年后实施的分级诊疗政策为例，在现有中国患者仍然处于医院间"二八法则"的幂律分布现状下，通过线上和远程诊疗，乃至5G等技术，可以在空间上适当减少医生人力资本异质性和集聚产生的虹吸影响。

（2）给定显著的医生人力资本异质性条件下，主要针对需方的分级诊疗只可适度开展，不宜强制执行，重点还应以医生人力资本这个"供给侧改革"为主。因为，随着全国范围的高铁网络、高速网络建成，以及省级、区域性甚至全国性统一的医疗服务市场可能在未来形成，医疗服务可及性将会是一个长期线性上升的变量。分级诊疗制度推行是否能成功关键前提在于基层医疗机构人力资本提升的程度能否吸引患者。因此，借助医院体系和政府的合力，加强基层医疗机构人力资本的投入，为下一步的医改提供新动能。

（3）从长期看，中国经济正在从追求数量型增长转向高质量增长，这在人力资本密集的医疗服务行业尤其明显。要从根本上转型，需要大幅提升整体医学教育的质量、提高医生人力资本水平并降低其异质性。医生人力资本差异性产生不同的医疗服务质量是文献中已经取得的共识（Currie & MacLeod，2016；Currie & Schnell，2018；Doyle Jr. & Ewer et al.，2010）。从产业经济理论来看，实现社会最优的服务产品供给是由一个提供商生产的，给定其服务质量恒定，这也是所有高收入国家采取统一本科及以上医学教育口径培养医学生的原因之一，即最大限度减少患者的搜寻成本（Janssen & Ke，2020）。另外，"医生和医院之间的合作与生产关系"本身就是一个高度复杂的产业组织题目，仍然需要更多研究。

（4）需改变医学教育体系和成为执业医师的法规规则，即改革多层次的医学教育体系，为统一层次的医学教育，并且推动执业医师立法的改革，适当规制医学教育和医疗服务市场。2021年1月20日，十三届全国人大常委会第二十五次会议对1999年施行以来《执业医师法》进行第一次大修，其将参加医师资格考试的最低学历由中专提升为大专。这意味着在未来很长时间里，异质性极大的大专医学生和本科学士学位及以上医学生仍然会长期在市场、甚至同一机构内共存。

11.2.3 推动医疗改革的政策建议

（1）在城镇化水平较高的地区的经济发展水平较高，基层建设较为完善，卫生技术人才相对完备，因此强化基层医疗卫生机构的医疗服务能力，主要需提高医师职业技能水平以及制定科学的薪酬体系与晋升激励制度，保障其收入水平，确保基层医疗机构人才队伍培养和发展体系的完整，并加强政策的宣传与引导，通过高质量的基层医师提高患者信任度，促进基层首诊的实施，确保小病不出社区，降低医院的门诊压力。

（2）公立医院改革对医疗卫生财政支出效率的影响存在空间地区异质性、人口规模异质性以及卫生财政支出规模报酬异质性，中央政府应针对不同的城市采用不同的改革政策。比如在其他条件一致或者类似的情况下，中央政府应该优先扶持卫生财政支出效率比较低的城市，并且适度地增加这些城市的政策优惠条例和政府转移支付。

11.3 研究不足与展望

本章主要是对前面 10 章的研究结论进行总结，并提出一些相关的政策建议。重点探讨了三个主题：我国基本医疗保障对医疗服务水平的影响，医生人力资本引发的医疗服务错配，以及科学地评估了公立医院改革与分级诊疗政策对医疗服务提升效果。以医疗保险为切入点，重点研究了我国基本医疗保险对医疗服务行业竞争及居民健康的影响，有助于正确认识和评估医疗保险产生的效应，帮助政策制定者制定一个可持续发展的医疗保障体系；进一步揭示患者看病难、医疗服务水平跟不上的真正原因，有助于为我国医改提供新的方向，新的动能；最后，科学评估分级诊疗政策有助于及时调整分级诊疗政策内涵，规范患者的就医秩序，实现医疗资源的高效配置，加快健康中国战略的进程。

本研究虽然从多个角度探讨影响医疗服务水平的因素，同时充分探讨了医疗保险所带来的积极影响和消极影响，以及我国医疗服务错配背后的形成机制。但是同时也存在一些不足和局限性，具体体现在以下两个方面。

首先，本书关于医疗保险对医疗行业竞争的影响研究的结论都是通过构建理论模型分析得来，没有经验数据进行实证方面的验证，当然其中主要的原因是医疗保险和医疗质量方面的数据获取困难。同时中国的公立医院目前明显面临容量约束问题，即公立医院的医疗资源比如床位数、医务人员的增加幅度远远赶不上医疗需求的增长速度，进行容量约束研究将是未来的研究方向。

其次，在评估医疗保障水平部分，在衡量新农合对居民的健康效应影响时没有考虑到农村人口的流动性，比如有部分农民工在老家购买了新农村合作医疗保险，但是却在外务工无法享受医疗保险所带来的医保待遇，农民工的流动会对研究结果产生一定的偏差。此外，医疗保险引发的居民健康效应部分使用的数据仅来自我国新农合医疗参合者的个体数据，主要是由于中国家庭追踪数据在经过筛选后符合双重差分法的样本中关于城镇居民医疗保险样本甚少，因此在第 6 章的实证分析中只评估了新型农村合作医疗的健康绩效。未来可以根据其他调查数据库扩展到对城镇居民医疗保险和城镇职工医疗保险参保者的个体数据研究，这样更能全面、客观地评价我国基本医疗保险的政策效应。

事实上，我国医疗服务行业中所触发的医疗问题非常多，即便是医疗保险领域中的问题在本书中也没有全面谈到。未来关于医疗保险研究问题可进一步延伸到保险市场的逆向选择问题，基本医疗保险与商业保险的结合模式发展等问题的研究。

参考文献

［1］白俊红，刘宇英．对外直接投资能否改善中国的资源错配［J］．中国工业经济，2018（1）.

［2］巴曙松．"多支柱"支撑养老金融创新发展［J］．经济参考报，2017（1）.

［3］陈林，伍海军．国内双重差分法的研究现状与潜在问题［J］．数量经济技术经济研究，2015（7）.

［4］陈诗一，张军．中国地方政府财政支出效率研究：1978 - 2005［J］．中国社会科学，2009（2）.

［5］程令国，张晔．新农合：经济绩效还是健康绩效？［J］．经济研究，2012（1）.

［6］迟国泰，孙秀峰，芦丹．中国商业银行成本效率实证研究［J］．经济研究，2005（6）.

［7］仇媛雯，贾慧，姚晶晶．基于 RBRVS 与 DRG 的公立医院绩效薪酬考评应用探索［J］．中国卫生经济，2019（4）.

［8］杜创，朱恒鹏．中国城市医疗卫生体制的演变逻辑［J］．中国社会科学，2016（8）.

［9］杜创．价格管制与过度医疗［J］．世界经济，2013（1）.

［10］邓丽，邵景安，郭跃，徐新良．基于改进的两步移动搜索法的山区医疗服务空间可达性——以重庆市石柱县为例［J］．地理科学进展，2015（6）.

［11］方颖，赵扬．寻找制度的工具变量：估计产权保护对中国经济增长的贡献［J］．经济研究，2011（5）.

［12］范方志，李明桥，石高翔．中国健康经济学研究综述［J］．经济学动态，2012（12）.

［13］方黎明，顾昕．突破自愿性的困局：新型农村合作医疗中参合的激励机制与可持续性发展［J］．中国农村观察，2006（4）.

［14］方鹏骞，李璐，李文敏．我国公立医院改革进展、面临的挑战及展望［J］．中国医院管理，2012（1）．

［15］封进，余央央，楼平易．医疗需求与中国医疗费用增长：基于城乡老年医疗支出差异的视角［J］．中国社会科学，2015（3）．

［16］封进，李珍珍．中国农村医疗保障制度的补偿模式研究［J］．经济研究，2009（4）．

［17］封进，余央央．中国农村医疗的收入差距与健康［J］．经济研究，2007（1）．

［18］封进，刘芳，陈沁．新型农村合作医疗对县村两级医疗价格的影响［J］．经济研究，2010（11）．

［19］高秋明，王天宇．差异化报销比例设计能够助推分级诊疗吗？——来自住院赔付数据的证据［J］．保险研究，2018（7）．

［20］高翔，刘啟仁，黄建忠．要素市场扭曲与中国企业出口国内附加值率：事实与机制［J］．世界经济，2018（10）．

［21］龚关，胡光亮．中国制造业资源配置效率与全要素生产率［J］．经济研究，2013（4）．

［22］郭申阳，马克·弗雷泽．倾向值分析：统计方法及应用［M］．重庆：重庆大学出版社，2012．

［23］郭科，顾昕．公立医院管理中的激励机制：多任务委托代理理论的视角［J］．经济学动态，2015（10）．

［24］顾昕．全球医疗体制改革的大趋势［J］．中国社会科学，2005（6）．

［25］顾昕．走向公共契约模式——中国新医改中的医保付费改革［J］．经济社会体制比较，2012（4）．

［26］顾昕．公立医院补偿的关键是医保付费改革［J］．中国医疗保险，2011（9）．

［27］韩风．中国医疗保险制度的历史沿革［J］．中国医疗保险，2014（6）．

［28］胡善联．变革中的中国卫生筹资［J］．卫生经济研究，2011（2）．

［29］胡宏伟，刘国恩．城镇居民医疗保险对国民健康的影响效应与机制［J］．南方经济，2012（10）：186－199．

［30］胡宏伟，栾文敬，李佳怿．医疗保险、卫生服务利用与过度医疗需求——医疗保险对老年人卫生服务利用的影响［J］．山西财经大学学报，2015（5）．

［31］黄枫，甘梨．过度需求还是有效需求？——城镇老人健康与医疗保险的实证研究［J］．经济研究，2010（6）：105－119.

［32］黄枫．中国城镇健康需求和医疗保险改革研究［J］．博士论文，2010.

［33］姜洁，李幼平．我国分级诊疗模式的演进及改革路径探讨［J］．四川大学学报（哲学社会科学版），2017（4）.

［34］蒋翠珍，罗传勇，曾国华．最佳就医距离与医疗公平及非理性医疗行为［J］．江西社会科学，2019（5）.

［35］蒋海泥，王留明，程龙，等．新常态下公立医院改革发展挑战及其对策［J］．中国医院管理，2018（5）.

［36］寇宗来．"以药养医"与"看病贵、看病难"［J］．世界经济，201（1）.

［37］雷鹏，冯志昕，丁荆妮，等．中国医疗资源配置与服务利用现状评价［J］．卫生经济研究，2019（5）.

［38］李玲，王健，袁嘉．医院距离对农村地区居民住院需求的影响：一个离散选择模型的应用［J］．中国卫生经济，2014（1）.

［39］李静，楠玉．人力资本错配下的决策：优先创新驱动还是优先产业升级？［J］．经济研究，2019（8）.

［40］柳泽，杨宏宇，熊维康，等．基于改进两步移动搜索法的县域医疗卫生服务空间可达性研究［J］．地理科学，2017（5）.

［41］李璐璐．国外医疗保险制度比较及对我国的启示［J］．天津社会保险，2011（2）.

［42］李海明，徐颢毓．医保政策能否促进分级诊疗的实现：基于医疗需求行为的实证分析［J］．经济社会体制比较，2018（1）.

［43］李玲，陈剑锋．新医改的进展评述：基于历史视野和全球视角的分析［J］．社会保障研究，2012（1）.

［44］李林，刘国恩．我国营利性医院与医疗费用研究：基于省级数据的实证分析［J］．管理世界，2008（10）.

［45］梁海兵，卢海阳．健康投资，性别差异与流动人口医疗补贴［J］．改革，2014（10）.

［46］刘晓婷，惠文．省级公立医院补偿机制改革对医保基金支出和个人负担的影响［J］．公共行政评论，2015（5）.

［47］刘国恩，蔡仁华，熊先军，等．中国城市医疗保险体制改革：论成本分担的公平性［J］．经济学季刊，2003（2）.

［48］刘国恩，董朝晖，孟庆勋，等．医疗保险个人账户的功能与影响（综述）［J］. 中国卫生经济，2006（2）.

［49］刘善仕，孙博，葛淳棉，等．人力资本社会网络与企业创新——基于在线简历数据的实证研究［J］. 管理世界，2017（7）.

［50］刘宸，周向红．互联网医疗信息溢出与中国居民就诊选择——基于 CHNS 混合截面数据的实证研究［J］. 公共管理学报，2017（4）.

［51］马伟杭，王桢，孙建伟．浙江省公立医院医疗服务价格改革的探索与实践［J］. 中国卫生政策研究，2015（8）.

［52］马九杰，崔恒瑜，吴本健．政策性农业保险推广对农民收入的增进效应与作用路径解析——对渐进性试点的准自然实验研究［J］. 保险研究，2020（2）.

［53］潘杰，雷晓燕，刘国恩．医疗保险促进健康吗？——基于中国城镇居民基本医疗保险的实证分析［J］. 经济研究，2013（4）.

［54］彭晓博，秦雪征．医疗保险会引发事前道德风险吗？［J］. 经济学（季刊），2014（1）.

［55］彭婧．澳大利亚政府购买医疗卫生服务的实践及对我国的启示［J］. 中国全科医学，2015，2（5）.

［56］彭浩然，郑倩昀，岳经纶，等．中国卫生筹资转型的决定因素与健康绩效［J］. 管理世界，2016（6）.

［57］蒲艳萍，顾冉．劳动力工资扭曲如何影响企业创新［J］. 中国工业经济，2019（7）.

［58］曲玥．考虑教育异质性的人力资本配置效率测算——基于“企业—员工”匹配调查数据［J］. 中国工业经济，2020（8）.

［59］曲玥．中等收入阶段的经济发展——基于生产率视角的讨论［J］. 北京工业大学学报（社会科学版），2019（3）.

［60］曲玥．中国工业企业的生产率差异和配置效率损失［J］. 世界经济，2016（12）.

［61］邵文波，李坤望，王永进．人力资本结构、技能匹配与比较优势［J］. 经济评论，2015（1）.

［62］邵金菊，王培．中国软件服务业投入产出效率及影响因素实证分析［J］. 管理世界，2013（7）.

［63］宋璐，左冬梅．农村老年人医疗支出及其影响因素的性别差异：以巢湖地区为例［J］. 中国农村经济，2010（5）.

［64］宋林，邓轶嘉．基层医生对中国分级诊疗模式选择的影响研究

[J]. 暨南学报（哲学社会科学版），2018（6）.

[65] 宋雪茜，邓伟，周鹏，等. 两层级公共医疗资源空间均衡性及其影响机制——以分级诊疗改革为背景 [J]. 地理学报，2019（6）.

[66] 唐敏. 公立医院薪酬管理问题分析与对策探讨 [J]. 中国医院管理，2015（10）.

[67] 唐齐鸣，王彪. 中国地方政府财政支出效率及影响因素的实证研究 [J]. 金融研究，2012（2）.

[68] 佟珺，石磊. 价格规制、激励扭曲与医疗费用上涨 [J]. 南方经济，2010（1）.

[69] 汪德华，邹杰，毛中根. "扶教育之贫"的增智和增收效应——对20世纪90年代"国家贫困地区义务教育工程"的评估 [J]. 经济研究，2019（9）.

[70] 王俊，王威，陈莹. 公立医院改革：行为机制、政策经验与数据库建设——"中国公立医院改革与评价"国际研讨会综述 [J]. 经济研究，2013（2）.

[71] 王延中，侯建林. 我国公立医院薪酬制度存在的问题及改革建议 [J]. 中国卫生经济，2015（1）.

[72] 王箐. 医疗保险对医疗质量影响的研究 [J]. 经济与管理研究，2012（10）.

[73] 王绍光. 政策导向，汲取能力与卫生公平 [J]. 中国社会科学，2005（6）.

[74] 王绍光. 学习机制与适应能力：中国农村合作医疗体制变迁的启示 [J]. 中国社会科学，2008（6）.

[75] 王文嘉，张屹山. 我国房地产政策调整对上市公司股票投资价值的影响——基于 DEA – DA 方法的研究 [J]. 管理世界，2014（10）.

[76] 王文娟，曹向阳. 增加医疗资源供给能否解决"看病贵"问题？——基于中国省际面板数据的分析 [J]. 管理世界，2016.

[77] 王婵，李鑫武. 分级诊疗对"倒三角"就医秩序的纠正效应评估——基于渐进性试点的准自然实验 [J]. 中国卫生政策研究，2021（3）.

[78] 文东伟. 资源错配、全要素生产率与中国制造业的增长潜力 [J]. 经济学（季刊），2019（2）.

[79] 吴文琪，林琳，张亮，等. 中部地区居民就诊机构选择决策因素变化研究 [J]. 中国医院管理，2018（3）.

[80] 伍凤兰，申勇. 公立医院改革——历史演进，制度困境与路径

选择 [J]. 中国卫生政策研究, 2016 (9).

[81] 解垩. 与收入相关的健康及医疗服务利用不平等研究 [J]. 经济研究, 2009 (2).

[82] 邢春冰, 贾淑艳, 李实. 教育回报率的地区差异及其对劳动力流动的影响 [J]. 经济研究, 2013 (11).

[83] 熊季霞, 徐爱军. 基于回归公益性的公立医院治理结构改革建议 [J]. 中国卫生事业管理, 2010 (11).

[84] 徐程, 尹庆双, 刘国恩. 健康经济学研究进展 [J]. 经济学动态, 2012 (9).

[85] 徐元元. 宏观公益性医疗改革探索与微观医疗服务机构应对举措——基于公立医院战略成本管理的视角 [J]. 会计研究, 2014 (12).

[86] 颜鹏飞, 王兵. 技术效率, 技术进步与生产率增长: 基于 DEA 的实证分析 [J]. 经济研究, 2004 (12).

[87] 杨林, 李思赟. 城乡医疗资源非均衡配置的影响因素与改进 [J]. 经济学动态, 2016 (9).

[88] 余央央. 老龄化对中国医疗费用的影响——城乡差异的视角 [J]. 世界经济文汇, 2011 (5).

[89] 余壮雄, 李莹莹. 资源配置的"跷跷板": 中国的城镇化进程 [J]. 中国工业经济, 2014 (11).

[90] 徐超, 庞雨蒙, 刘迪. 地方财政压力与政府支出效率——基于所得税分享改革的准自然实验分析 [J]. 经济研究, 2020 (6).

[91] 赵绍阳, 臧文斌, 尹庆双. 医疗保障水平的福利效果 [J]. 经济研究, 2015 (8).

[92] 赵鞿. 徐州医保智能监控实施路径和成效分析 [J]. 中国医疗保险, 2017 (2).

[93] 张志坚. 当代中国的人事管理 [M]. 北京: 当代中国出版社, 1994.

[94] 张颖熙. 医疗服务是必需品还是奢侈品?——基于中国城镇居民家庭医疗卫生支出弹性的实证研究 [J]. 经济学动态, 2015 (10).

[95] 张杰, 李克, 刘志彪. 市场化转型与企业生产效率——中国的经验研究 [J]. 经济学 (季刊), 2011 (2).

[96] 张协奎, 杨林慧, 陈伟清, 等. 基于 DEA—Malmquist 指数的北部湾经济区行政效率分析 [J]. 管理世界, 2012 (8).

[97] 张潘, 陶红兵, 孙杨. 我国公立医院医生薪酬制度改革的逻辑

分析——以福建省三明市为例［J］. 中国卫生政策研究，2017（6）.

［98］张宁，胡鞍钢，郑京海. 应用 DEA 方法评测中国各地区健康生产效率［J］. 经济研究，2006（7）.

［99］赵西亮. 基本有用的计量经济学［M］. 北京：北京大学出版社，2017.

［100］赵力涛. 中国农村的教育收益率研究［J］. 中国社会科学，2016（3）.

［101］郑功成. 全民医保下的商业健康保险发展之路［J］. 中国医疗保险，2012（11）.

［102］邹萃，赵鞴. 徐州的智慧医保监控拼图［J］. 中国社会保障，2015（4）.

［103］钟东波. 破除逐利机制是公立医院改革的关键［J］. 中国卫生政策研究，2015（9）.

［104］周志男，雷海潮. 2010 年世界卫生报告综述［J］. 卫生经济研究，2011（2）.

［105］朱恒鹏. 医疗体制弊端与药品定价扭曲［J］. 中国社会科学，2007（4）.

［106］朱锦，王萱萱，巫蓉. 公立医院改革政策对患者体验的影响研究［J］. 中国医院管理，2019（3）.

［107］Aggarwal, A., Lewis, D., Sujenthiran, A., Charman, S. C., Sullivan, R., Payne, H., Mason, M. and van der Meulen, J. Hospital Quality Factors Influencing the Mobility of Patients for Radical Prostate Cancer Radiation Therapy: A National Population – Based Study, International Journal of Radiation Oncology Biology Physics, 2017, 99（5）: 1261 – 1270.

［108］Amitabh C. and Jonathan S. Technology growth and expenditure growth in health care. National Bureau of Economic Research Bulletin on Agingand Health, 2011, 52（1）: 1 – 30.

［109］Arrow, K. J. Uncertainty and the Welfare Economics of Medical Care. The American Economic Review, 1963: 53.

［110］Auray, S., Mariotti, T. and Moizeau, F. Dynamic regulation of quality. Rand Journal of Economics, 2011, 42（2）: 246 – 265.

［111］Battese, G. E. and T. J. Coelli "A Model for Technical Inefficiency Effects in a Stochastic Frontier Production Function for Panel Data", Empirical Economics, 1995, 20（2）: 325 – 332.

[112] Backman, M. Human Capital in Firms and Regions: Impact on Firm Productivity. Papers in Regional Science, 2014, 93 (3): 557 - 575.

[113] Beck T. , Levine R. , Levkov A. Big Bad Banks? The Winners and Losers from Bank Deregulation in the United States. The Journal of Finance, 2010, 65 (5): 1637 - 1667.

[114] Bertrand, M. , Duflo E. and Mullainathan S. How should we trust differences-in-differences estimates? The Quarterly Journal of Economics, 2004, 119: 249 - 275.

[115] Berta, P. , Martini, G. , Moscone, F. and Vittadini, G. The association between asymmetric information, hospital competition and quality of healthcare: Evidence from Italy. Journal of the Royal Statistical Society. Series A, Statistics in society, 2016, 179 (4): 907 - 926.

[116] Black, D. A. , Hoyt WH. Bidding for firms. American Economic Review, 1989, 79 (5): 1249 - 1256.

[117] Blair, R. D. and Durrance, C. P. Restraints on quality competition. Journal of Competition Lawand Economics, 2014, 10 (1): 27 - 46.

[118] Bolhaar J. , Lindeboom M. and van der Klaauw B. A dynamic analysis of the demand for health insurance and health care. European Economic Review, 2012, 56 (3 - 4): 669 - 690.

[119] Borck, R. , Koh, H. J. , Pflüger M. Inefficient lock-in and subsidy competition. International Economic Review, 2012, 53 (4): 1180 - 1204.

[120] Borger, B. D. and K. Kerstens. Cost Efficiency of Belgian Local Governments: A Comparative Analysis of FDH, DEA, and Econometric Approaches, Regional Science and Urban Economics, 1996, 26 (26): 145 - 170.

[121] Brandt, L. , J. V. Biesebroeck and Y. Zhang. Creative Accounting or Creative Destruction: Firm Level Productivity Growth in Chinese Manufacturing [J]. Journal of Development Economics, 2012, 97 (2): 339 - 351.

[122] Brekke K. R. , Siciliani L. and Staume O. R. Competition and waiting times in hospital markets. Journal of Public Economics, 2008, 92: 1607 - 1628.

[123] Brekke K. R. , Siciliani L. and Staume O. R. Hospital competition and quality with regulated prices. Journal of Economics, 2011, 113: 444 - 469.

[124] Calem P. S. , Rizzo J. A. Competition and specialization in the hospital industry: An application of Hotelling's location model. Southern Economic Journal, 1995, 61: 1182 – 1198.

[125] Cellini, R. and Lamantia, F. Quality competition in markets with regulated prices and minimum quality standards. Journal of Evolutionary Economics, 2015, 25 (2): 345 – 370.

[126] Chandra, A. , Finkelstein, A. , Sacarny, A. and Syverson, C. Health Care Exceptionalism? Performance and Allocation in the US Health Care Sector, American Economic Review, 2016, 106 (8): 2110 – 2144.

[127] Chen C. C. and Cheng S. H. Hospital competition and patient-perceived quality of care: Evidence from a single-payer system in Taiwan. Health Policy, 2011, 98: 65 – 73.

[128] Chen, Y. H. , Wan, J. Y and Wang, C. Agricultural subsidy with capacity constraints and demand elasticity. Agricultural Economics-zemedelska ekonomika, 2015, 61 (1): 39 – 49.

[129] Chen, Y. H. and Nie, P. Y. Duopoly innovation under product externalities. Economic Research – Ekonomska Istrazivanja, 2014, 27 (1): 232 – 243.

[130] Chen, Y. H. and Nie, P. Y. Duopoly competition in food industry considering corporate social responsibility. Quality Assurance and Safety of Crops-and Foods, 2016, 8 (1): 33 – 40.

[131] Chow, G. C. and K. Li. China's Economic Growth: 1952 – 2010. Economic Development and Cultural Change, 2002, 51 (1): 247 – 256.

[132] Cooper, Z. , Gibbons, S. , Jones, S. and McGuire, A. Does hospital competition save lives: Evidence from the English NHS patient choice reforms. Economic Journal, 2011, 121: 228 – 260.

[133] Croes, R. R. , Krabbe – Alkemade, Y. and Mikkers, M. C. "Competition and Quality Indicators in the Health Care Sector: Empirical Evidence From the Dutch Hospital Sector", The European Journal of Health Economics, 2018, 19 (1): 5 – 19.

[134] Courbage and de Coulon. Prevention and private health insurance in the UK. Geneva Papers on Risk and Insurance: Issues and Practice, 2004, 29 (4): 719 – 727.

[135] Currie J. and Gruber J. Health insurance eligibility, Utilization of-

medical Care, and Child health. Quarterly Journal of Economics, 1996, 111: 431 - 466.

[136] Currie, J. and J. Gruber. Saving Babies: The efficacy and cost of recent changes in the medicaid eligibility of pregnant women. Journal of Political Economy, 1996, 104: 1263 - 1296.

[137] Cutler D. M. et al. Is medical price declining? Evidence from heart attack treatment. The Quarterly Journal of Economics, 1998, 113 (4): 991 - 1024.

[138] Cutler D. M. et al. Your money or your life: Sreong medicine for America's health care system. New York: Oxford University Press, 2004.

[139] David, J. M. , Hopenhayn, H. A. and Venkateswaran, V. "Information, Misallocation, and Aggregate Productivity", The Quarterly Journal of Economics, 2016, 131 (2): 943 - 1005.

[140] Dhaval D. and Kaestner R. Health insurance and exante moral harzard: Evidence from Medicare. International Journal of Health Care Finance Economic, 2009, 9: 367 - 390.

[141] Ding, Jiliong and Zhu, Minglai. Welfare effects of public health insurance reform: The case of urban China. Frontiers of Economics in China, 2007, 2 (3): 289 - 323.

[142] Doyle Jr. , J. J. , Ewer, S. M. and Wagner, T. H. "Returns to Physician Human Capital: Evidence From Patients Randomized to Physician Teams", Journal of Health Economics, 2010, 29 (6): 866 - 882.

[143] Duggan M. Hospital market structure and the behavior of not-for-profit hospital. Rand Journal Economics, 2002, 33 (3): 433 - 446.

[144] Eggleston K. , Yip W. Hospital competition under regulated prices: Application to urban health sector reforms in China. International Journal of Health Care Finance and Economics, 2004, 4: 343 - 368.

[145] Eichler M. and Lechner M. An evaluation of public employment programmes in the East German State of Sachsen - Anhalt. Labor Economics - An International Journal, 2002, 9: 143 - 186.

[146] Esther, D. The Medium Run Effects of Educational Expansion: Evidence from a Large School Construction Program in Indonesia. Journal of Development Economics, 2014, 74 (1): 163 - 197.

[147] Feldman, R. and Dowd, B. A new estimation of the welfare loss of ex-

cess health insurance. The American Economic Review, 1991, 18 (1): 297 –301.

[148] Feldstein, M. Welfare loss of excess health insurance. Journal of Political Economy, 1973, 81 (2): 251 –280.

[149] Ferrara, I. and Missios, P. Pricing of drugs with heterogeneous health insurance coverage. Journal of Health Economics, 2012, 31 (2): 440 – 456.

[150] Finkelstein et al. The Oregon Health insurance experiment: Evidence from the first year. The Quarterly Journal of Economics, 2012, 127: 1057 –1106.

[151] Folland, N. O. Microscopic stress tensors in quantum systems. Phys Rev B Condens Matter, 2001, 32 (12): 8296 –8304.

[152] Fridman M. and Savage L. J. The utility analysis of choices involving risk. Journal of Political Economy, 1948, 56 (4): 279 –304.

[153] Gaynor M. What do we know about competition and quality in health care markets? Foundations and Trends in Microeconomics, 2006, 2 (6): 441 – 508.

[154] Gerdtham, U. G. , Søgaard, J. , Andersson, F. and Jönsson, B. An Econometric Analysis of Health Care Expendi-ture: A Cross-section Study of the OECD Countries. Journal of Health Economics, 1992, 11: 63 –84.

[155] Gerdtham, U. G. and Löthgren, M. On Stationarity and Cointegration of International Health Expenditure and GDP. Journal of Health Economics, 2000, 19: 461 –475.

[156] Gravelle H. , Masiero G. Quality incentives in a regulated market with imperfect competition and switching costs: Capitation in general practice. Journal of Health Economics, 2000, 19: 1067 –1088.

[157] Gaynor, M. , Propper, C. and Seiler, S. Free to choose? reform and demand response in the English National Health Service. American Economic Review, 2012, 106.

[158] Grossman M. On the concept of health capital and the demand for health. Journal of Political Economy, 1972, 80 (2): 223 –255.

[159] Gowrisankaran G, Town R. J. Competition, payers, and hospital quality. Health Services Research 2003, 38: 1403 –1421.

[160] Hanratty M. Canadian national health insurance and infant health. American Economic Review, 1996, 86: 276 –284.

[161] Heckman, J. , Ichimura H. and Todd P. Matching as an econometric evaluation estimator. Review of Economic Studies, 1997, 65: 261 – 294.

[162] Herr A. Quality and welfare in a mixed duopoly with regulated prices: The case of a public and a private hospital. German Economic Review, 2011, 12 (4): 422 – 437.

[163] Hillman A. L. Health maintenance organizations, financial incentives, and physicians' judgements. Annals of Internal Medicine, 1990, 112 (12): 891 – 893.

[164] Ho, V. and Hamilton, B. H. Hospital mergers and acquisitions: Does market consolidation harm patients? Journal Health Economic, 2000, 19: 767 – 791.

[165] Hsieh, C. and Tang, C. "The Multi – Tiered Medical Education System and its Influence On the Health Care Market—China's Flexner Report", Human Resources for Health, 2019, 17 (1): 50.

[166] Hsieh, C. Productivity Growth and Factor Prices in East Asia. American Economic Review, 1999, 89 (2): 133 – 138.

[167] Hurd M. D. and McGarry K. Medical insurance and the use of health care services by elderly. Journal of Health Economics, 1997, 16 (2): 129 – 154.

[168] Hurley J. An overview of the normative economics of the health sector. Handbook of Health Economics, 2000, 1: 55 – 118.

[169] Jaber, M. Y. and Saadany, A. M. A. An economic production and remanufacturing modelwith learning effects. International Journal of Production Economics, 2011, 131 (1): 115 – 127.

[170] Janssen, M. C. W. and Ke, T. T. "Searching for Service", American Economic Journal: Microeconomics, 2020, 12 (1): 188 – 219.

[171] Kessler D. P. , McClellan M. B. Is hospital competition socially wasteful? The Quarterly Journal of Economics, 2000, 115: 577 – 615.

[172] Lahiri, S. and Ono, Y. R&D subsidies under asymmetric duopoly: A note. Japanese Economic Review, 1999, 50 (1): 104 – 111.

[173] Lee, Y. C. , Huang, Y. T. and Tsai, Y. W. The impact of universal National Health Insurance on population health: The experience of Taiwan. BMC Health Services Research, 2010, 10 (225).

[174] Lee P. , Grumbach K. and Jameson W. Physician payment in the

1990s: factors that will shape the future. Annual Review of Public Health, 1990, 11: 297 - 318.

[175] Lei X. , Lin W. The New Cooperative Medical Scheme in rural China: Does more coverage mean more service and better health? Health Economics, 2006, 2: 25 - 46.

[176] Lewbel, A. "Constructing Instruments for Regressions with Measurement Error When No Additional Data are Available, with an Applicationto Patents and R&D", Econometrica: Journal of the Econometric Society, 1997: 1201 - 1213.

[177] Macleod, W. B. "Viewpoint: The Human Capital Approach to Inference", Canadian Journal of Economics, 2017, 50 (1): 5 - 39.

[178] Ma C. A. , Burgess J. F. Quality competition, welfare, and regulation. Journal of Economics, 1993, 58: 153 - 173.

[179] MaCall N. , Rice T. , Boismier J. and West R. Private health insurance and medical care utilization: Evidence from the medicare population. A Journal of Medical Care Organization, 1991, 128 (3): 276 - 287.

[180] Manning W. G. and Marquis M. S. Health insurance: The Trade-off between risk pooling and moral hazard. Journal of Health Economics, 1996, 15 (5): 609 - 639.

[181] Martorell, P. , K. Stange, and I. McFarlin. Investing in Schools: Capital Spending, Facility Conditions, and Student Achievement. Journal of Public Economics, 2016, 140: 13 - 29.

[182] Martins, P. S. and J. Y. Jin. Firm-level Social Returns to Education. Journal of Population Economics, 2010, 23 (2): 539 - 558.

[183] McKinnon, Ronald I. and Pill H. Credible economic liberalizations and over-borrowing. The American Economic Review, 1997, 87 (2): 189 - 193.

[184] Miclutia, I. , Junjan, V. , Popescu, C. A. and Tigan, S. "Migration, Mental Health and Costs Consequences in Romania", The Journal of Mental Health Policy and Economics, 2007, 10 (1): 43 - 50.

[185] Mukamel D. , Zwanziger J. and Tomaszewski K. J. HMO penetration, competition and risk-adjusted hospital mortality. Health Services Research, 2001, 36: 1019 - 1035.

[186] Newhouse J. P. Cross - National Differences in Health Spending:

Whatdo they mean? Journal of Health Economics, 1987, 6 (2): 159 – 162.

[187] Nie, P. Y. , Yang, Y. C. , Chen, Y. H et al. How to subsidize energy efficiency under duopoly efficiently? Applied Energy, 2016, 175: 31 – 39.

[188] Nie, Kun-xi, Chan Wang, and Xin-wu Li. Success of Big Infectious Disease Reimbursement Policy in China. Inquiry, 2020: 57.

[189] Palangkaraya, A. and Yong, J. Effects of competition on hospital quality: An examination using hospital administrative data. The European journal of health economics, 2013, 14 (3): 415 – 429.

[190] Pan J. , Qin X. Z. and Li L. , Messina J. P. , Delamater P. L. Does hospital competition improve health care deliveryin China? China Economic Review, 2015, 33: 179 – 199.

[191] Propper, C. , Burgess, S. and Gossage, D. Competition and quality: Evidence from the NHS internal market1991 – 9. Economic. Journal, 2008, 118: 138 – 170.

[192] Propper, C. , Burgess, S. and Green, K. Does competition between hospitals improve the quality of care? Hospital death rates and the NHS internal market. Journal Public Economic, 2004, 88: 1247 – 1272.

[193] Qian, Dongfu, Henry Lucas, Jiaying Chen, Ling Xu, and Yaoguang Zhang. Determinants of the Use of Different Types of Health Care Provider in Urban China: A Tracer Illness Study of URTI. Health Policy, 2010, 98 (2): 227 – 235.

[194] Sauer, P. , Fiala, P. et al. Improving quality of surface waters with coalition projects and environmental subsidy negotiation. Polish Journal of Environmental Studies, 2015, 24 (3): 1299 – 1307.

[195] Sloan F. A. Not-for-profit ownership and hospital behavior. Handbook of Health Economics, 2000, 1 (2): 1141 – 1174.

[196] Sappington D. Incentive in principal-agent relationship. Journal of Economic Perspectives, 1991, 5: 45 – 66.

[197] Smith, C. A. , Wright, D. and Day, S. "Distancing the Mad: Jarvis's Law and the Spatial Distribution of Admissions to the Hamilton Lunatic Asylum in Canada, 1876 – 1902", Social Science and Medicine, 2007, 64 (11): 2362 – 2377.

[198] Somayeh, S. , Hossein, A – M. and Michael, S. W. Can hospitals compete on quality? Health care management science, 2015, 18 (3): 376 – 388.

[199] Spence, M. Nonprice competition. American Economic Review, 1977, 67 (1): 255 - 259.

[200] Stanciol A. Health insurance and life style choices: Identifying the Ex Ante moral hazard. The Geneva Papers on Risk and Insurance, 2007, 33 (4): 627 - 644.

[201] Stone D. A. The doctor as businessman: The changing politics of a cultural icon. Journal of Health Politics and Law, 1997, 22 (2): 533 - 556.

[202] Stock, J. H. and Yogo, M. "Testing for Weak Instruments in Linear IV Regression", Identification and Inference for Econometric Models: Essays in Honor of Thomas Rothenberg, 2005: 80 - 108.

[203] Tang, C. and Tang, D. "The Trend and Features of Physician Workforce Supply in China: After National Medical Licensing System Reform", Human Resources for Health, 2018, 16 (1): 18.

[204] Tay, A. Assessing competition in hospital care markets: The importance of accounting for quality differentiation. Rand Journal of Economics, 2003, 42 (2): 246 - 265.

[205] Teixeira. A. and A. Queirós. Economic Growth, Human Capital and Structural Change: A Dynamic Panel Data Analysis. Research Policy, 2016, 45 (8): 1636 - 1648.

[206] Teke, K. , Kisa, A. , Demir, C. and Ersoy, K. "Appropriateness of Admission and Length of Stay in a Turkish Military Hospital", Journal of Medical Systems, 2004, 28 (6): 653 - 663.

[207] Wagstaff. A. , Lindelow, M. et al. Extending health insurance to the rural population: An impact evaluation of China's new cooperative medical scheme. Journal of Health Economics, 2009, 28: 1 - 19.

[208] Wahab, M. I. M and Jaber, M. Y. Economic order quantity model for items with imperfect quality, differentholding costs, and learning effects: A note. Computersand Industrial Engineering, 2010, 58 (1): 186 - 190.

[209] Wang. C. , Chen. Y. H. , He. X. G. Quality regulation and competition in China's milk industry. Custos E Agronegocio on Line, 2015, 11 (1): 128 - 141.

[210] Wang, C. and Chen, Y. Reimbursement and Hospital Competition in China, Economic Research - Ekonomska Istraživanja, 2017, 30 (1), 1209 - 1222.

[211] Wedig G. , Mitchell J. B. and Cromwell J. Can price controls induce optimal physicians behavior? Journal of Health Politics and Law, 1989, 14 (3): 601 – 620.

[212] Xiong Y. Z. , Liu Z. Y. and Wang A. Y. Subsidy policies in Internet competition: Implications for First-mover Advantages. International Conference on Service Operations, 2008, 1: 665 – 670.

[213] Yang, Y. C. and Nie, P. Y. R&D subsidies under asymmetric Cournot competition. Economic Research – Ekonomska Istraživanja, 2015, 28 (1): 830 – 842.

[214] Ye, G. and Mukhopadhyay, S. K. Role of demand-side strategy in quality competition. International Journal of Production Economics, 2013, 145 (2): 696 – 701.

[215] Yip W. and Hsiao W. China's health care reform: A tentative assessment. China Economic Review, 2009, 20: 613 – 619.

[216] Yip W. C. – M. , Hsiao W. C. , Chen W. , Hu S. , Ma J. and Maynard A. Early appraisal of China's huge and complex health-care reforms. The Lancet, 2012, 379: 833 – 842.

[217] Yu Baorong, Meng Qingyue, Charles Collins et al. How does the-New Cooperative Medical Scheme influence health service utilization? A study in two provinces in rural China. BMC Health Service Research, 2010, 10 (4): 1 – 9.

[218] Zheng, S. Does handset subsidy regulation encourage service price Competition? International Telecommunications Policy Review, 2015, 22 (4): 35 – 54.

[219] Zweifel, P. and Manning W. Moral hazard and consumer incentives in health care. Handbook of Health Economics, 1A, Ch. 8. Amsterdam: North Holland, 2000.

[220] Zhu, J. , Li, W. and Chen, L. "Doctors in China: Improving Quality through Modernisation of Residency Education", The Lancet, 2016, 10054 (388): 1922.

附　录

命题 4 – 1 的证明过程。

结合方程式（4 – 11）、式（4 – 16）和式（4 – 21）可得到下面三个式子，它们分别是 $\frac{\partial q_1^*}{\partial \tau_2} = \frac{17 - 8\tau_2}{32(2 - t_2)^3} > 0$，$\frac{\partial q_1^{**}}{\partial \tau_2} = \frac{128(2 - \tau_2)}{(15 - 8\tau_2)^3} > 0$ 以及 $\frac{\partial q_1^{***}}{\partial \tau_2} = \frac{1}{4(2 - \tau_2)^2} > 0$。同时我们还得到在三种不同市场结构下民营医院最优医疗质量的比较，具体是 $q_1^{**} - q_1^* = \frac{511 - 512\tau_2 + 128\tau_2^2}{64(15 - 8\tau_2)^2(2 - \tau_2)^2} > 0$，$q_1^{***} - q_1^* = -\frac{1}{64(2 - \tau_2)^2} < 0$，因此得到下面的结论 $\frac{\partial q_1}{\partial \tau_2} > 0$，$q_1^{***} < q_1^* < q_1^{**}$ 和 $\frac{\partial(q_1^{**} - q_1^*)}{\partial \tau_2} = \frac{8\,161 - 12\,272\tau_2 + 6\,144\tau_2^2 - 1\,024\tau_2^3}{32(2 - \tau_2^2)^3(15 - 8\tau_2)^3} > 0$。即命题 4 – 1 得证。

命题 4 – 2 的证明过程。

结合方程式（4 – 12）、式（4 – 17）和式（4 – 22）可得到有关医疗报销比例值对医疗需求的影响，其中在古诺竞争市场结构下的结论是 $\frac{\partial x_1^*}{\partial \tau_2} = -\frac{1}{16(2 - \tau_2)^2} < 0$，$\frac{\partial x_2^*}{\partial \tau_2} = \frac{25 - 12\tau_2}{16(2 - \tau_2)^3} > 0$ 和 $\frac{\partial(x_1^* + x_2^*)}{\partial \tau_2} = \frac{23 - 11\tau_2}{16(2 - \tau_2)^3} > 0$；在公立医院占主导民营医院跟随的竞争市场结构下的结论是 $\frac{\partial x_1^{**}}{\partial \tau_2} = -\frac{4}{(15 - 8\tau_2)^2} < 0$，$\frac{\partial x_2^{**}}{\partial \tau_2} = \frac{16(47 - 24\tau_2)}{(15 - 8\tau_2)^3} > 0$ 和 $\frac{\partial(x_1^{**} + x_2^{**})}{\partial \tau_2} = \frac{4(173 - 188\tau_2)}{(15 - 8\tau_2)^3} > 0$；同样的推导过程，在民营医院占主导公立医院跟随的竞争市场结构下的结论是 $\frac{\partial x_1^{***}}{\partial \tau_2} = 0$，$\frac{\partial x_2^{***}}{\partial \tau_2} = \frac{12}{(8 - 4\tau_2)^2} > 0$ 和 $\frac{\partial(x_1^{***} + x_2^{***})}{\partial \tau_2} = \frac{12}{(8 - 4\tau_2)^2} > 0$。经过对三种不同市场竞争结构下的结论进行比较和分析，发现最后的结论是

$\frac{\partial x_1}{\partial \tau_2} \leq 0$，$\frac{\partial x_2}{\partial \tau_2} > 0$ 和 $\frac{\partial (x_2 + x_2)}{\partial \tau_2} > 0$，以及 $x_1^{***} - x_1^* = \frac{1}{30 - 16\tau_2} > 0$，$x_1^{**} -$

$x_1^* = \frac{1}{16(30 - 31\tau_2 + 8\tau_2^2)} < 0$。

因此命题 4 - 2 得证。

命题 4 - 3 的证明过程。

结合方程式（4 - 13）、式（4 - 18）和式（4 - 23）可得到有关医疗保险报销比例值对医疗价格的影响，其中在古诺竞争市场结构下的结论是

$$\frac{\partial p_1^*}{\partial \tau_2} = -\frac{(15 - 8\tau_2)(83 - 40\tau_2)}{1024(2 + \tau_2)^4} < 0, \quad \frac{\partial p_2^*}{\partial \tau_2} = \frac{248 - 419\tau_2 + 24\tau_2^2 - 48\tau_2^3}{32(2 - \tau_2)^3(1 - \tau_2)^2} > 0;$$

在公立医院占主导民营医院跟随的竞争市场结构下的结论是 $\frac{\partial p_1^{**}}{\partial \tau_2} =$

$-\frac{16(273 - 296\tau_2 + 80\tau_2^2)}{(15 - 8\tau_2)^4} < 0$，$\frac{\partial p_2^{**}}{\partial \tau_2} = \frac{3\,103 - 5\,720\tau_2 + 3\,616\tau_2^2 - 768\tau_2^3}{(1 - \tau_2)^2(15 - 8\tau_2)^3} > 0;$

同样的推理过程，在民营医院占主导公立医院跟随的竞争市场结构下的结

论是 $\frac{\partial p_1^{***}}{\partial \tau_2} = -\frac{3}{8(2 - \tau_2)^2} < 0$，$\frac{\partial p_2^{***}}{\partial \tau_2} = \frac{3(5 - 6\tau_2 + 2\tau_2^2)}{4(2 - \tau_2)^2(1 - \tau_2)^2} > 0$。经过对三

种不同市场竞争结构下的结论进行比较和分析，发现最后的结论是 $\frac{\partial p_1}{\partial \tau_2} < 0$

和 $\frac{\partial p_2}{\partial \tau_2} > 0$。

因此命题 4 - 3 得证。

命题 4 - 4 的证明过程。

根据方程式（4 - 24）以及在三种不同市场竞争结构下的均衡解可得到有关消费者剩余的结论，比较不同市场竞争结构的消费者剩余发现

$$CS^{***} - CS^* = \frac{\begin{array}{c}3\,068\,785 - 6\,628\,536\tau_2 + 5\,588\,352\tau_2^2 - 2\,282\,496\tau_2^3 + \\ 446\,464\tau_2^4 - 32\,768\tau_2^5\end{array}}{524\,288(2 - \tau_2)^5} > 0 \text{ 以}$$

及 $CS^{**} - CS^{***} = \dfrac{\begin{array}{c}883 - 98\,429\tau_2 + 181\,604\tau_2^2 - 124\,672\tau_2^3 + \\ 37\,376\tau_2^4 - 4\,096\tau_2^5\end{array}}{32(158 - \tau)^4(2 - \tau_2)^2} > 0$。为了更客

观地阐述该结论，进行数字模拟，得到图 4 - 1 和图 4 - 2。

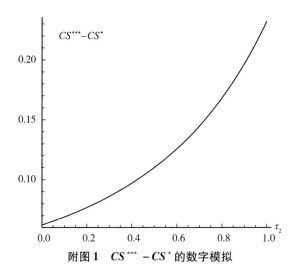

附图 1 $CS^{***} - CS^{*}$ 的数字模拟

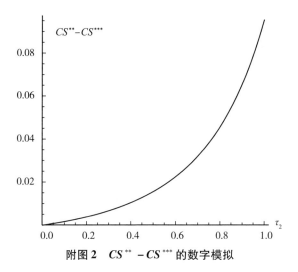

附图 2 $CS^{**} - CS^{***}$ 的数字模拟

因此命题 4 – 4 得证。

命题 4 – 5 的证明过程。

如果医疗保险报销比例变量满足条件 $0 < \tau < \bar{\tau}_2$，且 $\tau \in (0, 0.85)$，可得到关于三种不同市场竞争结构下的最优社会福利水平的比较 $SW^{**} - SW^{***} = -22\,847 + 236\,126\tau_2 - 508\,933\tau_2^2 + 472\,212\tau_2^3 - \dfrac{217\,856\tau_2^4 + 48\,640\tau_2^5 - 4\,096\tau_2^6}{32\,(15 - 8\tau_2)^4\,(2 - \tau_2)^2\,(1 - \tau_2)} > 0$ 以及 $SW^{***} - SW^{*} =$

$$\frac{2\ 902\ 897 - 9\ 482\ 281\tau_2 + 12\ 142\ 648\tau_2^2}{524\ 288\ (2 - \tau_2)^5(1 - \tau_2)} - \frac{7\ 874\ 944\tau_2^3 - 2\ 733\ 056\tau_2^4 + 479\ 232\tau_2^5 - 32\ 768\tau_2^6}{524\ 288\ (2 - \tau_2)^5(1 - \tau_2)} > 0。$$

从上面的比较式子可以看出，最优社会福利水平的比较是个关于医疗保险比例变量的非常复杂式子，无法直接获得两者差的符号，但通过数字模拟可得到图 4 – 3 和图 4 – 4。

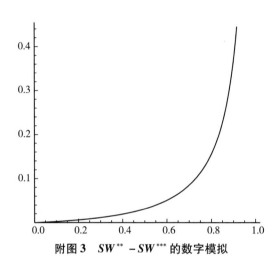

附图 3 *SW*** – *SW**** 的数字模拟

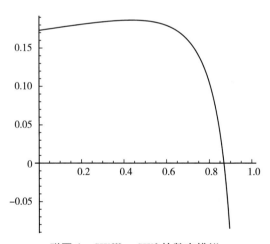

附图 4 *SW**** – *SW** 的数字模拟

因此命题 4 – 5 得证。

后　记

俗话说，十年磨一剑。本书涵盖的研究成果是我 2013~2023 年十年期间沉淀的发表与未发表的学术论文。之所以会一直坚持关注中国的医疗保障与医疗服务研究，还得从我硕士实习期间说起。

2011 年我在广州艾力彼医院管理咨询公司实习，直到 2013 年结束，实习过程中我多次参与了前往医院实地调研以及处理分析了大量医院的样本数据。关注到医院管理的魅力，哪怕是一个非常细微的指引标记都能带来极大的管理效率，更为重要的是我关注到好医院门诊部每天都是车水马龙，医生的负荷量严重超标。这里面最大的一个原因是患者与医生之间没有得到合理的匹配，即本书中定义的医疗服务错配现象。要想纠正患者的就医秩序，能否从我国医疗保障出发。带着这样的疑问，我博士期间的论文主要是分析我国非对称医疗保障水平对医院行为以及患者行为的影响。

博士毕业后，为了申报国家自然科学基金，想在原来博士论文的基础上继续扩展相关研究。在一次学术会议上有幸认识了广州大学的唐程翔老师，他一直在我国的社会保障领域深耕，对我国的医疗体系有着深刻的见解。在与他多次交流和探讨后，我决定利用产业经济学里的资源错配理论研究医疗服务错配。我和唐程翔老师、北京大学的刘国恩老师，以及我的导师聂普焱老师合作的论文《医生人力资本、就医可及性与医疗服务错配》也即将发表于《经济学（季刊）》。在此，非常感谢以上合作者对本书的支持与指导。

此外，在这里还要特别感谢我的学生们。李鑫武同学和廖梁贵同学在本书中承担了部分章节的写作以及校稿工作。同时，他们通过三年的学术熏陶，分别考取了南开大学经济学院和四川大学经济学院的博士生。彼此成就是最好的师生关系。

王　婵

2023 年 8 月

图书在版编目（CIP）数据

医疗保障、医生人力资本与医疗服务水平/王婵著
. -- 北京：经济科学出版社，2023.8
国家社科基金后期资助项目
ISBN 978 - 7 - 5218 - 5079 - 6

Ⅰ. ①医… Ⅱ. ①王… Ⅲ. ①医疗保障 - 研究 - 中国
②医生 - 人力资源管理 - 研究 - 中国③医疗卫生服务 - 研
究 - 中国 Ⅳ. ①R197.1②R192.3③R199.2

中国国家版本馆 CIP 数据核字（2023）第 162553 号

责任编辑：刘　莎
责任校对：王苗苗
责任印制：邱　天

医疗保障、医生人力资本与医疗服务水平
王　婵　著
经济科学出版社出版、发行　新华书店经销
社址：北京市海淀区阜成路甲 28 号　邮编：100142
总编部电话：010 - 88191217　发行部电话：010 - 88191522
网址：www.esp.com.cn
电子邮箱：esp@esp.com.cn
天猫网店：经济科学出版社旗舰店
网址：http://jjkxcbs.tmall.com
固安华明印业有限公司印装
710×1000　16 开　14 印张　250000 字
2023 年 8 月第 1 版　2023 年 8 月第 1 次印刷
ISBN 978 - 7 - 5218 - 5079 - 6　定价：69.00 元
（图书出现印装问题，本社负责调换。电话：010 - 88191545）
（版权所有　侵权必究　打击盗版　举报热线：010 - 88191661
QQ：2242791300　营销中心电话：010 - 88191537
电子邮箱：dbts@esp.com.cn）